汉竹·亲亲乐读系列

U0383915

完美孕前准备

汉竹 编著

汉竹图书微博
http://weibo.com/hanzhutushu

读者热线
400-010-8811

江苏凤凰科学技术出版社 | 凤凰汉竹
全国百佳图书出版单位

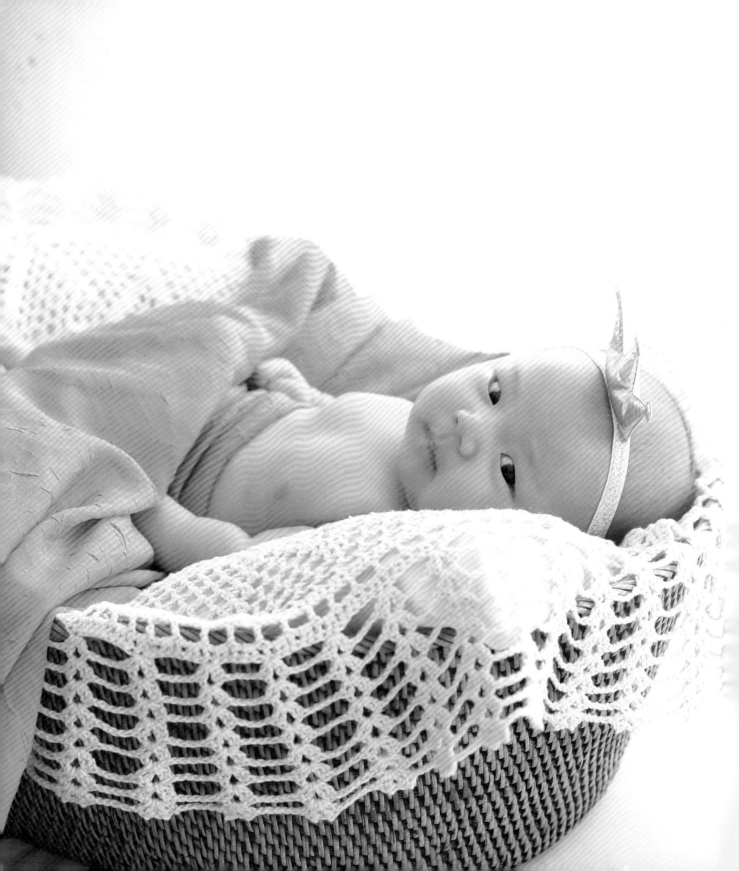

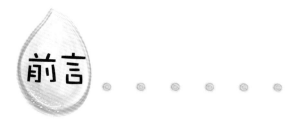

前言

备孕到底该吃什么不该吃什么？

大姨妈老不准，怎样快点怀上呢？

传说中的测排神器——排卵试纸，到底怎么用呢？

患了甲亢，怀孕风险大吗？

春天，真的不适合造人吗？

......

计划要宝宝的备孕夫妻最关心的就是怎样快速怀上健康的宝宝，本书以怀得上、孕得棒为目标，为读者提供全面的备孕期指导。

了解最基本的饮食禁忌、生活方式禁忌，可以为怀上宝宝以及将来宝宝健康打下基础。做好孕前检查，可以让你防患于未然或及时针对治疗，使备孕之路更加顺利。学会用排卵试纸，绝对是帮你怀孕的一大助力，备孕的女性要留心学习哦。本书特别推出孕姐妹好孕经验大分享，从中可以学经验、讨教训，给备孕细节性的指导。

或许你是大龄女性、二胎备孕女性、甲亢或甲减患者、糖尿病患者，甚至是多种特殊情况的综合体，不用担心，本书专门针对这些特殊情况进行了详细讲解，只要在备孕期多留心，怀上健康宝宝绝不是难事。

想要宝宝的你们快打开本书，为迎接宝宝做功课吧！

备孕10要10不要

要

做好孕前检查

备孕夫妻做好孕前检查，既能了解自己的身体状态，防患于未然，又能及时发现身体可能存在的影响怀孕的问题，利于针对治疗，轻松好孕。大龄夫妻、计划怀二胎的夫妻以及有特殊疾病的女性，尤其要重视孕前检查，争取通过孕前检查将风险降到最低。

把握怀孕好时机

选择好怀孕时机，有利于在身体最佳的情况下受孕。一般来讲，女性最佳生育年龄在 23~30 岁，男性在 25~35 岁。此外，建议不要在身体过于劳累的情况下怀孕，这不利于受精卵的着床和发育。

保护子宫

子宫是胎宝宝发育的家，在备孕期间，备孕女性一定要保护好子宫，避免人工流产造成的子宫损伤，如宫腔感染、子宫内膜异位等。日常饮食上可以多食用一些对子宫好的食物，切勿使子宫受凉。

戒烟戒酒

备孕夫妻都应该戒烟戒酒，这样有利于胎宝宝的健康。备育男性若是长期吸烟饮酒，必然会影响其精子质量与活力，容易造成不孕。女性饮酒和吸烟影响自身生殖系统的健康，也可能会造成不孕，即便怀孕也对胎儿有极为不利的影响。

适量做运动

备孕夫妻要适量做运动，这样不仅可以强健自身身体，还能帮助男性提高精子的质量，帮助女性调节体内激素平衡，增强免疫力，让受孕变得轻松起来。建议备孕男女双方坚持每周至少运动 3 次，每次锻炼时间不少于 30 分钟。

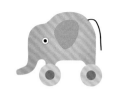

要

补充叶酸

孕前 3 个月，备孕夫妻要补充叶酸。一般来说，补充叶酸从孕前 3 个月到怀孕后 3 个月即可停止。一般孕前每天可摄入 400 微克的叶酸，对预防神经管畸形和其他出生缺陷非常有效。有些女性在孕前没有及时补充叶酸，只要确定怀孕后及时补充就不用过于担心。

送走小宠物

备孕夫妻家里原来养有宠物的话，最好在备孕期就送到别处，这样可以防止在孕期感染弓形虫，避免怀上宝宝后出现流产、致畸风险。可以等到生下宝宝，宝宝也有一定的抵抗力后，再把宠物接回来。

保持合适体重

女性过胖会增加妊娠期并发症的风险，过瘦又有可能不孕。而男性过胖，可能会影响精子的质量。所以不管是男性还是女性，适宜的体重才更容易怀孕，且对将来胎宝宝的发育更为有利。

均衡营养

备孕期应该适量补充营养，注意均衡膳食，保证摄入均衡适量的营养素，为胎宝宝提供生长发育的物质基础。可多种食物搭配食用，避免挑食、偏食。同时，要改掉不吃早餐，晚餐过于丰盛或油腻的习惯。

放松心情

备孕时放松心情是非常必要的。夫妻双方即使暂时没有怀孕，也不要过度疑心自己身体有毛病。心情紧张不利于怀孕，因为它极有可能使人体的内分泌失调，从而影响怀孕。心情放松了，好孕可能来得更快。

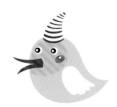

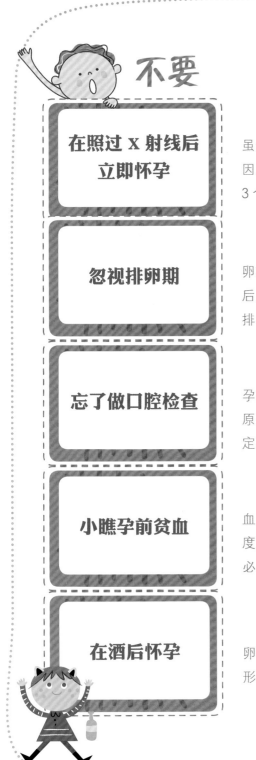

不要

在照过 X 射线后立即怀孕

由于 X 射线的波长很短，所以它能透过人体组织。在做 X 射线检查时，虽然每次对人体照射的量很小，但很容易损伤人体内的生殖细胞和染色体。因此，怀孕前一段时间内不宜接受 X 射线照射。若是照过 X 射线，最好过了 3 个月再怀孕，影响较小。

忽视排卵期

许多备孕夫妻在尝试了几个月后仍没有怀孕，很有可能是因为不了解排卵期这一重要知识。女性正常情况下 1 个月只排出一个卵子，排出卵子的前后几天叫做排卵期，只要能找准排卵期，怀孕必然会很轻松。所以快去学习排卵期的相关知识吧！

忘了做口腔检查

孕前做口腔检查，可以针对牙齿和口腔问题进行针对性治疗。怀孕后，孕妈妈体内雌激素迅速增加，牙龈内血管易发生增生，牙周组织更加敏感，原来不严重的牙周疾病会加重，易引发早产或新生儿低体重。所以孕妈妈一定要在孕前检查口腔哦！

小瞧孕前贫血

在孕前就有点贫血的女性一定要治疗，因为孕前贫血不治疗会使孕期贫血加剧，易导致并发妊娠高血压，分娩时也会因贫血导致宫缩乏力，生产难度加大。同时，孕期贫血会影响宝宝发育。所以备孕女性早点治疗贫血很有必要哦！

在酒后怀孕

饮酒后怀孕对胎儿是极为不利的，因为酒精会损害生殖细胞，加速精子、卵子的老化，损害受精卵的质量，导致胎儿宫内发育迟缓，是胎儿先天性畸形与先天性愚型的重要诱因。备孕夫妻应该重视这一点。

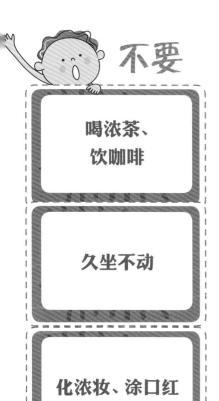

不要

喝浓茶、饮咖啡

茶叶中含有大量的单宁、鞣酸以及咖啡因。喝浓茶影响人体对蛋白质、铁、维生素的吸收，还可能加重便秘，诱发贫血。长期饮用咖啡容易导致睡眠障碍，还易出现烦躁、食欲下降等问题。所以备孕夫妻还是少喝为好。

久坐不动

女性久坐后，血液循环变缓，盆腔静脉回流受阻，易出现腹部隐痛、腰骶酸痛、分泌物增多等情况，不利于受孕。男性久坐后，阴囊长时间遭受压迫，静脉回流不畅，男性的性功能和生育将受到影响。因此，应该每工作1小时就要站起来活动一下。

化浓妆、涂口红

化妆品中不可避免地会加入一些化学物质，可通过皮肤进入人体内。尤其是口红可能会因为易进入口腔而影响人体的健康。若此时恰好怀孕，就会影响受精卵，增加胎儿致畸的可能性。同时女性应避免孕前染发，避免受染色剂的影响。

担心事业

备孕期间就应该想清楚，放宽心，不用担心怀孕了会影响事业的发展。虽然女性怀孕后会有一些不便，但也是可以兼顾事业的，要相信自己既能生下健康宝宝，又能使事业稳定发展。另外，女性在怀孕期间有不被解雇或降职降薪的权利，这是受法律保护的。

害怕慢性病

许多女性或男性有一些常见的慢性病（如甲亢、甲减、糖尿病、高血压），可能会担心遗传或影响胎儿发育，其实只要在孕前咨询医生，听从医生的指导，都能顺利怀孕。同时只要在孕期坚持积极预防或配合治疗，都能生下健康的宝宝。

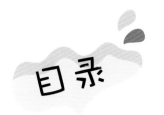

目录

PART 1

噢！怀孕原来是这么回事

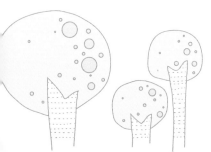

PART 2
孕前检查，顺利怀娃

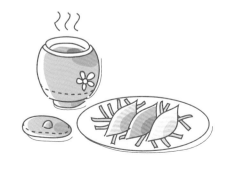

PART 3
怀孕要最快，宝贝要最棒

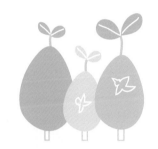

PART4

吃对食物，幸"孕"降临

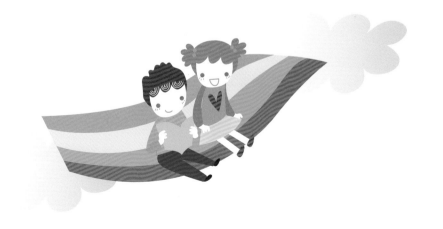

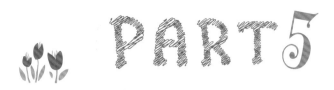

PART 5

好心情，好"孕"气

PART 6

特殊女性，轻松备孕

PART 7

对症治疗,受孕很简单

PART8

好孕来，孕期也要棒棒哒

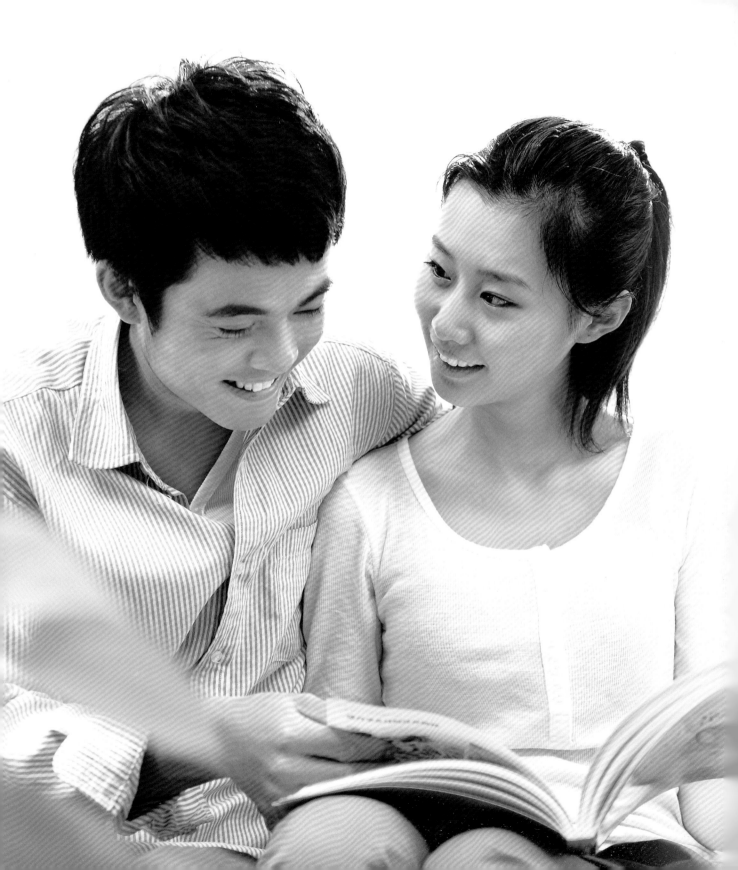

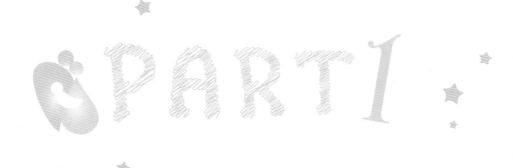

嗷！怀孕原来是这么回事

　　怎样才能怀上健康的宝宝，是众多备孕夫妻关心的头等大事。有的备孕女性可能已经尝试了好几个月，却始终没有怀上，不免有些忧虑和恐慌。其实，要想又好又快地怀上宝宝，所有备孕夫妻都应该先透彻了解怀孕这一生理过程。只有清楚了解了怀孕到底是怎么一回事，才能有备而孕，轻松、安心地怀上健康宝宝。

　　怀孕，其实就是一场精子与卵子的约会，一份在最美的时光，怀上最棒的宝贝的幸福，快来开启这段美妙旅程吧！

受孕，一场精子和卵子的约会

生命的起点是受精卵，整个受孕过程更像是一场精子和卵子的约会。卵子在输卵管中等待着最优秀的精子与之结合。卵子带着妈妈的遗传物质，精子则带着爸爸的遗传物质冲破重重阻碍，打败众多竞争对手，获得了卵子的认可。二者结合形成受精卵，然后再依靠输卵管的蠕动到达子宫。受精卵在子宫内着床以后，会慢慢发育成胚胎，最终发育成小宝宝。正是这场浪漫的约会孕育了新的生命。

了解生殖系统，没什么难为情

● 女性生殖系统

女性内生殖器包括子宫、卵巢、输卵管和阴道；外生殖器包括大阴唇、小阴唇、阴道前庭、阴阜、阴蒂和会阴。

子宫位于骨盆腔中央，呈倒置的梨形。子宫为一空腔器官，它的内膜受卵巢激素的周期性影响而发生增厚、脱落的循环变化，就是月经。性生活时，子宫、阴道、宫颈、输卵管为精子到达输卵管伞端与卵子相遇的通道；受孕后，子宫是胎宝宝发育、成长的场所；分娩时，子宫收缩，使胎宝宝、胎盘娩出。

卵巢是女性的性腺，是位于子宫两侧的一对扁椭圆形器官，其主要作用是产生卵子和分泌性激素。排卵大多发生在两次月经中间，在每一个月经周期里，可以同时有 8~10 个卵泡发育，但一般只有 1 个卵泡达到成熟程度，而其余卵泡先后退化，卵泡破裂而使成熟卵子从卵巢内排出。

输卵管为一对细长而弯曲的管道，左右各 1 条，位于子宫两侧，是卵子与精子相遇的地方，受精后的孕卵由输卵管向子宫腔运行。如果受精卵停留在输卵管里继续发育，就是宫外孕（异位妊娠）中的输卵管妊娠了。

女性的阴道有自净功能，大、小阴唇也具有保护作用。阴道是精子进入女性体内的第一道关卡。宫颈是圆柱状器官，在排卵期会受雌激素影响而变得润滑，以利于精子通过。

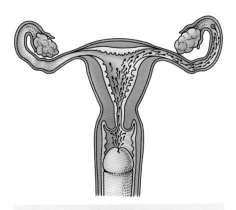

子宫在不同阶段的作用

性生活时，子宫、阴道、宫颈、输卵管为精子到达输卵管伞端与卵子相遇的通道；受孕后，子宫是胎宝宝发育、成长的场所；分娩时，子宫收缩，使胎宝宝、胎盘娩出。

● 男性生殖系统

男性外生殖器包括阴茎和阴囊，睾丸和附睾都在阴囊内。睾丸是男性生殖腺，左右各一，呈卵圆形，由精索将其悬吊于阴囊内，是产生精子的器官，也是产生雄性激素的主要内分泌腺。阴茎由三条海绵体外包筋膜和皮肤构成，能够勃起，可以完成性交；尿道位于阴茎内，既有排尿功能，又有排精的功能。精索是从睾丸上端至腹股沟管腹环之间的圆索状物，输精管是精索内的主要结构之一。射精管是输精管壶腹与精囊管汇合之后的延续。射精管很短，长度仅为 2 厘米左右，管壁很薄。精囊腺位于输精管末端外侧和膀胱的后下方，其分泌液主要为精浆液，占精液的 70% 左右，对精子的存活有重要作用。前列腺底向上与膀胱相近，能分泌前列腺液，主要为精浆液，含有多种微量元素和多种酶类，具有防止逆行射精的功能。精液由精子、精囊腺和前列腺分泌的液体组成，呈灰白色，一次射精 2~6 毫升，含精子 2 亿个左右。

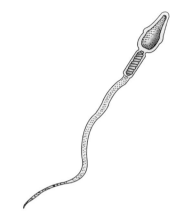

精子内携带着父亲的遗传信息 精子有椭圆形的头和小尾巴。头内包含着父亲的遗传信息，而小尾巴则可以帮助它从阴道里游到输卵管。

受精卵的前世今生

女性在胎儿时期，卵巢内原始卵泡就已形成了，多达 200 万个。出生后大部分退化，到青春期只剩下约 10 万个。卵泡裹着原始卵母细胞，卵子就是由原始卵母细胞发育而成的。女性每一次规律的月经周期，都会有一个卵子发育成熟，然后排出，直到绝经，女性一生当中约排出 400 个卵子。每月的排卵期一到，卵子会进入输卵管，一般在靠近卵巢的部位，等待精子。然而，如果卵子在 30 小时内没有等到精子就会变性，受精能力迅速减弱并消失。这是因为黄体的退化导致黄体酮量减少，子宫内膜脱落，进入月经期。

精子要比卵子的量多得多，男性一次射出来的精子量能达到 5000 万到 2 亿个，但是个头要小得多，约 0.5 毫米。数以亿计的精子就像一个个小蝌蚪，有椭圆形的头和小尾巴。其中，头内包含着父亲的遗传信息，而小尾巴则可以帮助它从阴道里游到输卵管。

精子与卵子在输卵管里结合，形成了生命的初始，即受精卵。受精卵在输卵管内一边发育一边逐渐向子宫腔移动，大约在受精后七八天，即可到达子宫腔，植入到子宫内膜里，并不断地吸取营养，逐渐发育为成熟的胎宝宝。

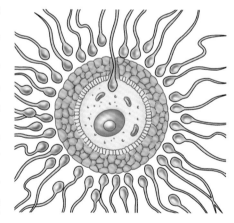

卵子排出后只能存活 30 小时 每月的排卵期一到，卵子会进入输卵管，一般在靠近卵巢的部位，等待精子。然而，如果卵子在 30 小时内没有等到精子就会变性，受精能力迅速减弱并消失。

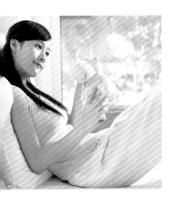

最棒的卵子，你值得拥有

　　健康的卵子是宝宝健康的前提，是宝宝美丽和健康的根基，好好呵护你的卵子，就是在保护宝宝的健康。各位备孕女性只要在生活中多加注意，养好身体，尽量避免各种不利因素，就能健康排卵，轻松好孕。

为了拥有最棒的卵子
备孕女性要注意的

饮食保养：女性容易出现缺铁性贫血，多吃菠菜、动物内脏等高铁食品，能让卵子更健康。豆腐（煮比煎更健康）、豆浆中含大量植物蛋白，能让卵巢更结实、卵子更健康。

远离烟酒：酒精会"催眠"卵巢，降低卵子活性，香烟中的尼古丁等毒素则可加速卵巢老化或直接危害卵子。

少吃止痛药：滥用止痛药可导致产前、产后、分娩时出血，有些成分还可能引起胎宝宝短肢畸形、阴茎发育不全。

远离辐射：尽量减少接受电磁辐射，最需要留意的是居家周围有没有电磁辐射源，如各种通信、电台、电视的发射或接收塔等。一般家用电器电磁辐射都很小，只要不集中摆放，一般不会造成电磁污染。

慎做人工流产、引产：人为阻止正常妊娠容易导致子宫内创伤，使胚胎不易在子宫内着床，会增加宫外孕的概率；有时还可能干扰卵巢内分泌功能，影响怀孕。

"卵巢保养"慎做：美容院流行的"卵巢保养"很不可靠，用作卵巢保养的精油良莠不齐，劣质的精油渗入人体后，反而会影响内分泌水平，甚至降低卵子活性。

留够脂肪好孕来：有专家将人体脂肪称为"性脂肪"，意思是说，女性体内如果没有足够的脂肪，就会影响体内激素的分泌，影响生殖系统的功能，影响性欲。

滥用补品不可取：某些保健品中含有大量的雌激素，如果长期服用可能会引起女性内分泌紊乱，不利于卵子的形成和发育。

保持愉快舒畅的心情：过度焦虑和抑郁会影响卵巢功能，从而影响女性正常排卵，导致不孕。所以备孕女性要保持愉快的心情。

适度的运动：适度运动可以促进女性体内激素的合理调配，确保受孕时女性体内激素的平衡与受精卵的顺利着床，避免怀孕早期发生流产。

孕前需要检查排卵功能的人群

• 多次人工流产：多次人工流产容易造成炎症，引起输卵管堵塞或蠕动异常；子宫内膜受到创伤，使受精卵难以着床。

• 生活方式不健康：吸烟、喝酒、失眠、饮食无规律，都会影响卵巢功能，影响卵子质量，进而影响受孕能力。

• 年龄超过35岁：年龄会影响卵子的质量。女性最佳生育年龄在25~30岁。

• 经期性生活：经期性生活可刺激女性产生抗精子抗体，引发盆腔感染、子宫内膜异位等，降低卵子活力。

• 患有某些疾病：比如性传播疾病，会破坏女性输卵管功能；甲状腺功能低下症、结核病、贫血、肝病等，均可导致闭经和无排卵。

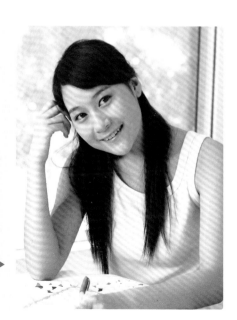

备孕女性要保持愉快的心情，有 ▶
利于顺利怀孕。

精子最怕的 6 种东西

精子是男性生育能力的核心，但小小的精子非常脆弱，很容易受到外界因素的伤害。有些食物和不当行为，甚至可以直接扼杀精子。

1. 香烟。研究表明，每天吸烟 30 支以上的男性，精子形态发生异常变化者比不吸烟者要高出 4 倍还多。

2. 酒精。酒精能使精子发育不良，活力降低。

3. 废气。汽车、工厂等排出的废气里含有大量的有毒物质，最为常见的是铅，对精子的杀伤力较强。

4. 高温。"娇气"的精子处于比平常高 1~2℃ 的环境中，就会受到影响。所以，放弃每周都要洗桑拿浴的习惯吧，这很有可能引起不育。

5. 农药与杀虫剂。瓜果蔬菜的表面都可能有农药残留，不经过仔细泡洗就吃，很容易使农药与杀虫剂积蓄在体内，从而导致精子畸形，影响生育。

6. 药物。许多药物对精子都有一定副作用，或者造成内分泌失调，同样会导致男性不育。

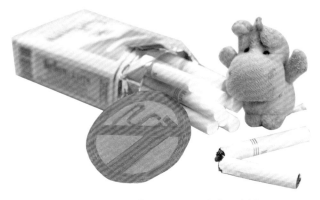

吸烟会让备孕女性遭受二手烟的危害，计划怀孕的备育男性要提前半年开始戒烟。

提高精子质量 6 点注意

精子的好坏关系到将来宝宝的健康，一定要重视。提高精子质量，不需要进补"山珍海味"，调整生活方式，健康生活就可以做到。

1. 作息规律。休息不充分，睡眠不足容易造成身体疲惫，情绪障碍，内分泌失调，从而影响性功能和精子质量。

2. 平衡膳食。精子的生成需要多种维生素、蛋白质、钙、锌等营养素，所以男性饮食要注意品种丰富，多吃蔬菜、水果、鱼类、肉类、蛋类等，特别是含锌较高的食品（如牡蛎），可以提高精子质量。

3. 锻炼身体。适度的运动能够改善身体的综合素质，无形中增加精子的活跃程度。不过应当尽量避免长时间的骑车、骑马等过于激烈或消耗体能的运动。

4. 戒烟戒酒。烟酒对精子的危害，前面已经介绍过。另外，吸烟也会让备孕妈妈遭受二手烟的危害。计划怀孕要提前半年开始逐步减少接触烟酒。

5. 避免伤精的习惯。如经常泡温泉或洗桑拿浴，穿紧身牛仔裤，久坐沙发，笔记本电脑长时间放在大腿上等。

6. 注意卫生。洗澡时注意清洗包皮垢，毛巾等要晾晒，女方感染妇科病时要与男方共同治疗。男性生殖器官感染严重也可能发生不育。

保护子宫，就是保护胎宝宝的家

子宫是胎宝宝的小房子，要想让受精卵成功在这里安家，并健康变成胎宝宝，各位备孕女性一定要在平时就注意保护子宫，给胎宝宝一个舒适的家哦！

1. 避孕要留心，人流要避免。人工流产手术对子宫有一定的损伤，若是多次反复手术则易导致子宫口损伤、子宫内膜病变、宫腔感染等问题，所以在有怀孕计划之前就要做好避孕措施，尽量避免人工流产对子宫的伤害。若是因为特殊原因，必须进行人工流产，一定要做到手术安全，同时注意休息，使子宫健康恢复。

2. 饮食要均衡，子宫要保暖。在平时生活中要注意饮食均衡，切忌长期食用寒性食物，同时要注意保暖，避免子宫受寒，影响怀孕。

3. 有益运动要常做。运动能够锻炼身体，增强体质，对子宫健康也很有利。例如，游泳能够锻炼子宫的宫缩力量，而宫缩力量的增强能够缓解女性的痛经及经期前后的腰酸背痛。

4. 定期妇检，谨防疾病。子宫对于生育来说极为重要，但却是许多妇科病发源地，如子宫肌瘤、宫颈癌、宫颈糜烂、宫脱、子宫内膜移位等。这些疾病都对怀孕有着严重的影响，所以要早发现，早治疗。一般情况下，除了产前检查外，已婚女性一般可以定期到正规医院进行妇检。

5. 卫生习惯要养成。女性应注意保持外阴清洁，若无白带异常、阴道感染等情况，不要随意使用各种冲洗液，以免破坏阴道本身自净系统，引起细菌滋生。另外，也需要夫妻双方在性生活中注意卫生，避免引发宫颈感染。

关爱卵巢健康

备孕女性在饮食上要做到平衡、合理，宜选择一些鱼虾、禽肉、牛羊肉等，并多吃蔬菜；要劳逸结合，保证充足睡眠，坚持适当的体育锻炼和劳动；戒除伤害卵巢的烟酒，尽可能减少被动吸烟；培养广泛的兴趣爱好，缓解、释放工作压力；精神上应避免不良的刺激，缓解工作压力带来的紧张情绪，学会放松，保持心情舒畅，情绪乐观开朗。这些都是卵巢保养切实有效的方法。

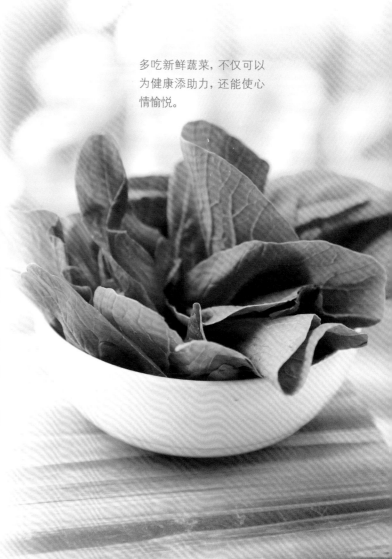

多吃新鲜蔬菜，不仅可以为健康添助力，还能使心情愉悦。

在最美的时光，怀上最棒的宝贝

想要一个聪明、健康的宝宝，把握怀孕最佳时机很重要。

女性一生卵子数量从胎儿时期起已确定，年龄越大卵子质量降速越快，越不利于孕育，而男性在 35 岁以后，精子基因突变的概率也相应增高。25~35 岁的男性和 23~30 岁的女性是人生中最具"孕气"的。

生育最佳年龄，男女大不同

● 男性生育的最佳年龄

25~35 岁是男性的最佳生育年龄。男性的身体发育相对女性发育要晚一两年，虽然男性进入青春期后就可以生育，但此时精子发育和男性心理往往不够成熟，缺乏孕育和抚养宝宝的心理、生活准备。而男性在 35 岁以后，体内雄性激素开始以非常缓慢的速度衰减。40 岁后，精子基因突变的概率增高，对受孕及将来胎宝宝的生长、发育不良影响将大大增加。

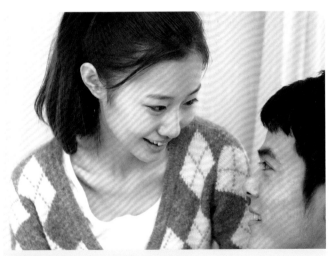

到底多久一次性生活才最好

在孕前 3 个月到 1 个月，建议每周一两次性生活为好，不要想当然只在排卵日当天同房。

● 女性生育的最佳年龄

23~30 岁是女性的生育最佳年龄。女性在 18 岁虽然进入性成熟期，可以生育，但这个年龄的女性心理及社会年龄还不成熟，因此并不是受孕的最佳年龄。35 岁以上的女性，卵巢功能减退，卵子质量下降，受孕能力下降，受孕后胎宝宝发生畸形的可能性增加，流产率也会增加，难产的发生率也将随着年龄的增长而提高，因此应该尽量避免 35 岁以上受孕。女性年龄在 23~30 岁时，生理成熟，卵子质量高，精力充沛，容易接受孕产、育儿方面的知识。此年龄段怀孕生育，分娩危险小，胎宝宝生长发育良好，也有利于孕育和抚育胎宝宝及婴儿。

● 夫妻最佳生育年龄组合

由于女性的最佳生育年龄在 23~30 岁之间，男性为 25~35 岁，因此，最佳生育组合是男性比女性大 7 岁左右。爸爸年龄大，智力相对成熟，遗传给下一代的"密码"更多些；妈妈年纪轻，生命力旺盛，会给胎宝宝创造一个更良好的孕育环境，有利于胎宝宝发育生长，所以这种"优化组合"生育的后代易出"天才"。

年龄影响女性卵子

◆ 年龄超过 35 岁的女性，卵母细胞分裂过程中有可能发生细胞分裂错误，从而导致染色体异常。

◆ 许多大龄女性因卵子质量下降而发生不孕和流产。

不同年龄段女性生育的优势与劣势

女性的年龄大小与胎宝宝和将来宝宝出生后的健康状况密切相关，年龄过大和过小都不利于孕育，现将各个年龄段的生育优势和劣势列举如下，方便备孕女性参考。

年龄	优势	劣势
20~30 岁	❶ 流产机会少，只有 2% ~3% ❷ 有关母婴健康的顾虑少，患妊娠综合征如高血压的机会也较少，婴儿畸形概率小。20 多岁女性生产先天痴呆婴儿的概率也低，大约是 0.15% ❸ 精力充沛，全天候护理婴儿的能力较强。如果是二十多岁就生孩子，将来要生二胎，年龄、身体状况都没有问题 ❹ 如果家庭需要你，当全职妈妈的决心比较容易下；如果打算孩子上学后再出去工作，工作面也比较广，不必考虑年龄问题	❶ 在你的朋友圈里，会感到比较特别，会感到被别人从以前愉快的社交生活中遗忘 ❷ 如果刚刚参加工作，经济上的压力比较大
30~40 岁	❶ 夫妻关系更趋于稳定 ❷ 工作稳定，有些成绩，比较容易得到完全的产后福利 ❸ 经济上比较宽裕，育儿较轻松	❶ 35 岁以后生育能力急速下滑，流产概率高，可达 5% ❷ 30 多岁生育的畸形儿概率较高 ❸ 35 岁以上早产情况较多，容易产生妊娠高血压、妊娠糖尿病和其他并发症
40 岁以上	❶ 是真正想要孩子的时候，并且是多年期盼的结果 ❷ 40 多岁的女性年长而聪慧，而且多半不是初为人母，有带孩子的经验 ❸ 年纪大些的女性无论是经济上，还是心理上都比较可靠，夫妻关系也比较稳定 ❹ 很多女性在 40 多岁时已经完成了职业上的心愿，不会认为孩子是事业的障碍	❶ 40 岁以后再生育，流产的危险高达 15% ❷ 宝宝有遗传缺陷的概率更高 ❸ 生孩子的欲望锐减，除非你非常健康，同时非常想生育孩子 ❹ 当孩子处于青春期，你已经 50 多岁，可能和孩子有代沟

夏末秋初，造人好时节

1. 受孕最佳季节有助于胎儿脑发育。怀孕前 3 个月是胎宝宝的大脑组织开始形成和分化的时期，这时，对宫内各种因素极为敏感，需要充足的营养供应和安全的母体环境。因此，选择最佳受孕季节，有助于胎宝宝获得最好的大脑发育条件。

2. 夏末秋初是受孕最佳季节。经研究发现，精子在秋季活动能力最强，而 7~9 月气候舒适，这个时期受孕，宫内胎宝宝较少受到病毒感染。

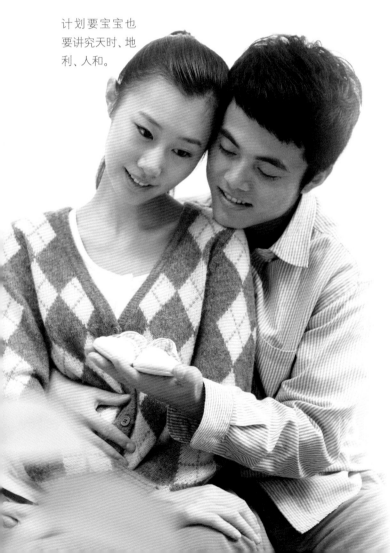

计划要宝宝也要讲究天时、地利、人和。

八九月份正值夏去秋来，避开了天气最炎热的季节，备孕女性的休息、营养和各种维生素的摄入都比较充分，均有利于受孕。

在妊娠初期 40~60 天发生妊娠反应时，正好处在 9 月或 10 月，这时孕妈妈大多胃口差，爱挑食，但此时蔬菜、瓜果品种繁多，可以调节食欲，保障胎宝宝的营养需求。

怀孕两三个月后正值晚秋，气候凉爽，孕妈妈食欲渐增，对胎宝宝的生长发育十分有利。此时日照充足，孕妈妈经常晒晒太阳，体内能产生大量维生素 D，可促进钙、磷吸收，有助于胎宝宝的骨骼生长。

春天来临时，胎宝宝在孕妈妈腹内已超过了 3 个月，平安地度过了致畸敏感期。

3. 胎宝宝出生在春暖花开的季节。夏末秋初受孕，相应的预产期为次年 5 月前后。分娩之时正是春末夏初，气温适宜，新妈妈哺乳、婴儿沐浴均不易着凉，蔬菜、鱼、蛋等副食品供应也十分齐全，新妈妈食欲好，乳汁营养也丰富，应是"坐月子"的最佳季节。

而且宝宝出生的时候，衣着日趋单薄，宝宝洗澡不易受凉，比较容易护理。另外，卧室可以开窗换气，减少污染，有利于母婴健康。

宝宝满月后又可抱出室外进行日光浴、空气浴，可预防佝偻病的发生。

由于气候适当和营养丰富，新妈妈的伤口也易愈合。当盛夏来临，妈妈和宝宝的抵抗力都已得到增强，容易顺利度过酷暑。到了严冬时节，宝宝已经半岁，具有一定的抗病能力，对健康过冬十分有利。

接受 X 线照射不能立即怀孕

X 射线是一种波长很短的电磁波，它能透过人体组织，使体液和组织细胞产生物理与生物化学改变，可能引起不同程度的损伤。X 射线每次对人体照射的量虽然很小，但很容易损伤人体内的生殖细胞和染色体。因此，怀孕前一段时间内不宜接受 X 射线照射。

如果不小心已经接受了 X 射线透视，尤其是腹部透视，过 3 个月后怀孕较为安全，最短也需要 1 个月。如果某月的月经较预定时间来得晚，有可能已怀孕，而又有必要进行 X 射线检查，此时一定要告诉医生有可能怀孕和自己有怀孕打算。医生会告诉你可否进行 X 射线检查。必须要做 X 射线检查时，要屏蔽腹部。除了备孕女性和孕妈妈之外，育龄女性在月经前和月经期也不宜做 X 射线检查，最好在月经后 10 天内进行。

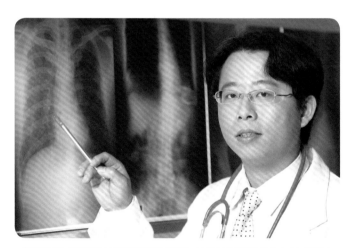

接受 X 线照射不能立即怀孕 X 射线每次对人体照射的量虽然很小，但很容易损伤人体内的生殖细胞和染色体。因此，怀孕前一段时间内不宜接受 X 射线照射。

受孕的最佳日子与最佳时刻

受孕的最佳日子是排卵日当日及前 3 天、后 1 天。排卵日在下次月经到来的前 10~14 天，大约就是月经周期的中间。人体的生理现象和机能状态在一天 24 小时内是不断变化的。早上 7~12 点，人体机能状态呈上升趋势。中午 1~2 点，是白天人体机能最低时刻。下午 5 点再度上升，晚上 11 点后又急剧下降。一般来说，晚上 9~10 点是受孕的最佳时刻，此时同房后，女性平躺睡眠有助于精子游动，增加精子与卵子相遇的机会。

蜜月旅行，这真不是怀孕的好时候

蜜月旅行已经成为一种时尚，但新婚夫妇往往在旅途中忽视避孕，殊不知，此时怀孕是很不妥当的。因为在旅途中夫妻都会体力过度耗损，加之生活起居没有规律，经常睡眠不足，每天三餐的营养也容易不均衡，因此，不仅会影响受精卵的质量，还会反射性引起子宫收缩，使胚胎的着床和生长也受到影响，导致流产或先兆流产发生。

调查显示，在旅游中怀孕的女性，其中大约有 20% 发生了先兆流产或早期流产，10% 在日后发展为继发性不孕。因此，即使在旅游途中也要注意采取避孕措施，以免意外受孕。

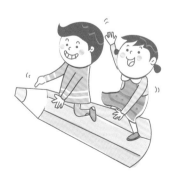

有慢性病的女性应在医生指导下怀孕

有些疾病属于慢性病，如糖尿病、癫痫或甲状腺功能亢进症等，需要长期治疗，定期复查。患有这些慢性病的女性，在怀孕之前应该详细咨询医生，医生可能要对其是否适宜怀孕，是否需要更换治疗所用的药物，做出综合评价，停用对胎宝宝有影响或者会影响受孕的药物。

很多疾病患者在治疗期间是不宜怀孕的。首先，很多药物有致畸作用，对胎宝宝发育不利；其次，在治疗期间怀孕会使母体的疾病加重；另外，疾病本身对胎宝宝的健康也有害，比如，贫血会影响胎宝宝发育，结核病、肝炎等会传染给胎宝宝，还会有早产、流产的危险。患有心、肝、肾疾病，以及脏器功能不正常者，更应暂时避孕。

对于生殖系统疾病患者，即使不严重，也要治愈后再怀孕。比如，细菌性阴道病有可能引起胎膜早破、流产，对胎宝宝的正常发育不利；宫颈息肉对日后的分娩也会有不良影响。

注射风疹疫苗不满 3 个月不能怀孕

怀孕后，一旦被风疹病毒感染，可能会导致胎宝宝先天性畸形。为了避免孕期感染风疹病毒，最可靠的方法是在孕前注射风疹疫苗。但切不能在注射疫苗后3 个月内怀孕或怀孕之后再进行注射，不然疫苗中的病毒会直接影响胎宝宝，引起发育异常。因此，注射风疹疫苗一定要在孕前接种，而且在注射后的 3 个月内不能怀孕，以免疫苗中的风疹病毒对胎宝宝造成不良影响。

染发后不宜怀孕

准备怀孕的前半年和怀孕期间最好不要染发。染发剂是一种化学物品，里面含有一些致癌物质，会通过头皮的毛孔渗透到体内，影响胎宝宝发育，造成胎宝宝畸形。爱美的备孕女性应该多为将来宝宝的健康着想，暂时放弃染发。备育男性也应尽量避免染发，因为夫妻同睡，妻子或多或少都会触摸到丈夫的头发，有害物质也会对胎宝宝造成影响。

药物的致畸作用

◆ 必然致畸性药物：抗癌药、性激素药，备孕期及孕期一定要避免服用。

◆ 可能致畸性药物：抗癫痫药、镇静药、降血糖药、抗甲状腺药等，服用前建议咨询医生。

◆ 潜在致畸性药物：抗生素、阿司匹林等。

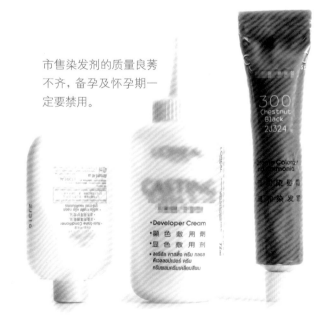

市售染发剂的质量良莠不齐，备孕及怀孕期一定要禁用。

不宜酒后怀孕

对于新生命来说，没有比饮酒后受精更危险的事情了。酒精会损害生殖细胞，加速精子、卵子的老化，损害受精卵的质量，导致胎儿宫内发育迟缓，是胎儿先天性畸形与先天性愚型的重要诱因。胎儿酒精中毒综合征引起的缺陷有前额突起、眼裂短小、斜视、低智、四肢短、先天性心脏病等。

葡萄胎手术后 2 年才能怀孕

葡萄胎是指胎盘绒毛基质微血管消失，从而绒毛基质积液形成大小不等的水泡，形似葡萄。葡萄胎被清除后，并不一定会完全治愈，原已隐蔽在静脉丛中的滋养层细胞经过一段时间后（多为一两年）可重新活跃，甚至发生恶性变化。因此，做过葡萄胎手术后的患者，要定期复查，一旦发现早期病变，要及时接受治疗，争取较好的治疗效果。葡萄胎清宫后，至少要定期随访 2 年才能再次受孕。

子宫肌瘤手术后 2 年再怀孕

子宫肌瘤是由子宫平滑肌细胞增生而形成的，它是女性生殖器官中最常见的良性肿瘤。

做子宫肌瘤手术后多久可以怀孕，与剔除肌瘤的数目多少、肌瘤大小及肌瘤部位有关。如果肌瘤不多，又在浆膜上（子宫外壁），子宫肌瘤术后半年就可以怀孕；如果肌瘤比较大，数目又多，就需要手术后避孕 2 年，然后医生复查确认后再怀孕。

子宫肌瘤剔除术后怀孕者，应及时到医院做相关检查，这是因为分娩过程中出现异常的可能性比正常子宫者大，需密切观察。子宫肌瘤剔除术后可能复发，因此在产后还应定期随诊检查。

流产、宫外孕后半年内不宜怀孕

人工流产手术主要是通过负压吸引或刮去妊娠物的过程终止妊娠，这会使女性的子宫内膜受到一定程度的损伤，要使内膜恢复正常，需要有一个过程。一般流产后至少半年，甚至 1 年的时间，才可尝试受孕。在这半年或 1 年的时间里，要加强营养，多食用蔬菜水果和山药、黄豆等，以调理身体。

如果是反复自然流产，应该查清原因后再考虑怀孕。患过宫外孕的女性，其输卵管常常不是完全畅通的，在宫外孕治愈后不久就匆匆怀孕，是很危险的，极有可能再次发生宫外孕，因为重复异位妊娠的发生率可达到 15% 左右。

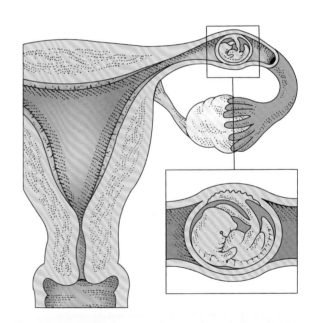

什么是宫外孕

正常情况下，受精卵会由输卵管迁移到子宫腔，然后安家落户，慢慢发育成胎儿。但是，由于种种原因，受精卵在迁移的过程中出了岔子，没有到达子宫，而是在别的地方停留下来，这就成了宫外孕。

网传的那些生男生女秘籍

网上有许多关于生男生女的秘籍，可到底有没有道理呢？酸儿辣女是不是真的，吃了某些"灵丹妙药"是不是就一定生双胞胎？其实宝宝的性别只与性染色体有关，生男生女的概率一样，对于孕妈妈和准爸爸来说，只要生下的宝宝健康就是最大的幸福了。

酸儿辣女，太不靠谱了

"酸儿辣女"是流传最广的生男生女传言之一，意思是说如果孕妈妈喜欢吃酸的就会生男孩，喜欢吃辣的就生女孩。其实，孕妇出现食欲下降、对气味敏感、嗜酸或嗜辣，甚至想吃些平时并不喜欢吃的食物，均属于正常的妊娠生理反应，原因是怀孕后女性体内激素水平的变化会导致妊娠反应，其中的胃肠道反应，如呕吐等还会引起食欲缺乏，导致孕妇不爱吃东西。

胎宝宝的性别是由性染色体决定的，仅以孕妈妈口味的变化来判断胎宝宝的性别是毫无科学根据的。

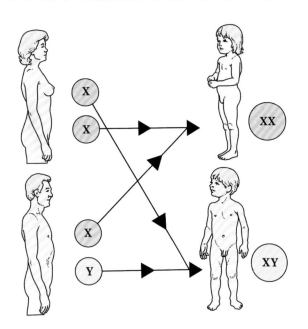

天赐的宝贝，无关性别，健康就好

正常人有 23 对（46 条）带有独特的基因信息的染色体，23 对染色体中有 1 对是决定性别的性染色体，女性是 2 条 X 染色体，而男性只有 1 条 X 染色体，另一条是 Y 染色体。

精子和卵子是生殖细胞经过减数分裂而来的，也就是说各自只带了一半（23 条）的遗传信息（正常人有 23 对染色体）。因此，卵子带了 22 条常染色体和 1 条 X 染色体，精子则带了 22 条常染色体和 1 条 X 染色体或 1 条 Y 染色体，所以女性只产生 1 种类型的卵子（X），而男性产生 2 种类型的精子（X、Y）。

卵子与精子结合受精时，可以出现以下两种情况：①卵子与带 X 染色体的精子结合，产生 XX 型受精卵，发育成女宝宝；②卵子与带 Y 染色体的精子结合，产生 XY 型受精卵，发育成男宝宝。

从表面来看，生男生女由男性决定，但是哪种类型的精子能与卵子结合完全是随机的，并不受人们意志的支配。从理论上来讲，出现男婴和女婴的概率没有什么差异，胎宝宝的性别应该是男女各占一半，但实际情况中男孩的出生率比女孩略高一些。

用苏打水冲阴道，易生男孩吗

在许多所谓的"生男秘籍"中，有一条"碱性体质更容易生男孩，酸性体质更容易生女孩"备受备孕夫妻的追捧。有的人为了提升 Y 精子的受精率，生出男孩，不惜大量饮用苏打水或大量食用碱性食物，甚至还想出了用碱性的小苏打水冲洗阴道的"高招"。

这其实是对"Y 精子在碱性环境中比较活跃"这一说法的错误解读。医学上指出，X 精子喜欢酸性环境，Y 精子喜欢碱性环境，在碱性环境下 Y 精子比较活跃，但并无研究明确指出这对人体受孕有决定性影响，所以说碱性体质更容易生出男孩的说法在目前是没有科学依据的。所以用苏打水冲洗阴道可以生男孩更是无稽之谈。

另外，使用苏打水冲洗阴道会人为地破坏女性阴道内的酸碱度平衡，导致阴道内菌群失调，容易引发阴道炎，反而不利于怀孕。

千万别信那些生男生女的药丸

各种生男生女的所谓"祖传秘方"、"转胎药"被传的神乎其神，比如说有的药在怀孕 60 天内吃保准女孩变男孩，但这些根本没有科学依据，因为性别只由性染色体决定，在受精卵形成的时候男女就已经确定了，所谓的女孩变男孩完全就是一种蒙骗的说法。

所以，准备怀孕的女性和怀孕期间的女性，千万不要服用来历不明的"神药"，这些药物基本上都是没有经过国家检验的药品，是没有安全保障的，很可能会对备孕女性、孕妈妈或胎儿产生副作用，严重的甚至造成流产或死胎，直接威胁着孕妈妈及胎儿的生命。

为生双胞胎盲目促排，后果很严重

近年来许多人想要双胞胎，但自然双胞胎的概率很低，所以许多人开始尝试使用促排卵药物。这种药物会使女性单次排卵的数量增加，一般用于排卵有障碍的女性，而为了生多胞胎而使用促排药物是不明智的。使用促排卵药胎儿的畸形率是 5%（自然受孕的畸形率为 2.5% ~3%），而怀上多胎的女性，怀孕期间流产、早产、胎儿发育迟缓的风险大大高于单胎。

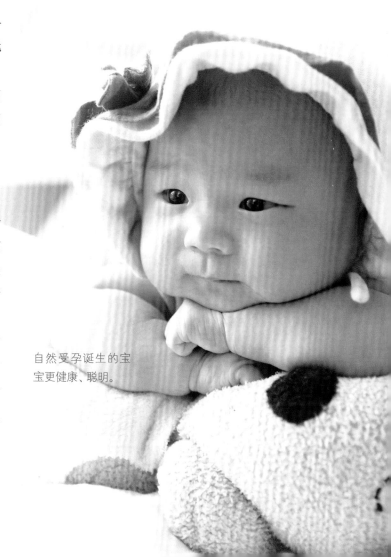

自然受孕诞生的宝宝更健康、聪明。

众姐妹分享好孕经验

建议在有怀孕计划之前就注意学习怀孕相关知识，怀孕类书籍、网络论坛等都是好的资料来源。避免成为对怀孕一窍不通的"大头虾"夫妻，这不仅有利于怀上健康宝宝，也能避免对备孕女性造成一些不必要的身体损害。

在备孕期要选择合适的避孕方式。采取服用避孕药物来避孕的年轻夫妻，在决定要宝宝后，应停止服用避孕药，采取避孕套避孕的方式。医学统计数据表明，在妊娠前6个月内曾服用避孕药的女性，妊娠期间出现自然流产、胎儿染色体畸变概率增加。

备孕关键词

- 蜜月旅行　● 安全期
- 月经周期　● 排卵期
- 怀孕计划　● 避孕

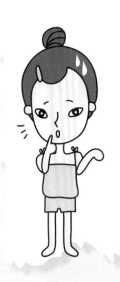

苗苗，蜜月宝宝——留不住的天使

◎应该

关注月经周期
学习怀孕知识
及时去医院检查
做好怀孕准备
关注排卵期
戒烟戒酒
做好避孕
流产后养好身体

◎不应该

太相信安全期
旅行过度劳累
工作压力太大
蜜月怀孕

蜜月：我和老公在相恋5年后终于修成正果，打算趁着婚假出去旅游放松一下。我对蜜月旅行很憧憬，所以在结束婚礼仪式的第3天，我们就坐飞机去了大理。我们白天欣赏美景、品尝美食，玩得很开心，晚上住到宾馆。那几天是我的安全期，所以房事也没做什么防护措施，就随心了。

意外流产：回来后觉得挺累的，所以在家休息了一天我才去上班。放假十几天，工作上堆的活儿挺多，一上班我就忙得昏天暗地，也没有明显感觉到身体变化。忙得昏天暗地的我例假晚了十多天没来也没注意，因为平时例假偶尔也不准。可是有一天突然见红了，感觉又跟例假不一样。老公让我去医院检查，结果医生居然告诉我这是怀孕后流产了，我顿时头大又伤心。医生还告诉我，这种自然流产应该还好，之后复查也不需要清宫，只要恢复好，过几个月还可以怀孕。

总结经验：之后我上网给自己补知识，蜜月宝宝其实真的不是喜上加喜，因为我和老公的身体状态都不是最好，卵子和精子的质量自然不高，并且结婚当天老公喝了不少酒，这可能都跟流产有关系。

顺利怀孕：有了上次的教训，我和老公开始采用避孕套避孕。后来决定要宝宝时，让老公戒烟戒酒，并在排卵期同房，顺利怀上宝宝。建议各位姐妹在蜜月旅行做好避孕，对自己和宝宝都有利。

桐雨，促排卵要听医生的——让宝贝自然来

◎应该

去医院咨询

了解备孕知识

听医生建议

养好身体

调整心态

B超检查

自然受孕

◎不应该

私自服药

网上购药

过于想生双胞胎

去年有同事通过服用促排卵药物怀上了双胞胎，可让人羡慕了！我今年29岁了，也到了该要孩子的年纪，心想要是也能怀上双胞胎就好了。加上同事都成功了，就更心动了，偷偷在网上买了药。可是服用了一个月后，突然有一天小腹绞痛，去医院B超检查发现不但没怀孕，反而两侧卵巢长了囊肿。医生及时给做了手术治疗，并建议身体好了再要孩子。一年后我终于又怀上了宝宝，真感谢这个天使还愿意来到我身边。

建议各位姐妹，不要因为想生双胞胎私自服用药物，顺其自然等待自己的宝宝吧！

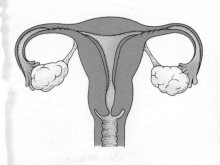

尽量避免人为促排卵

生活中许多有排卵障碍的女性通过促排卵药物怀上了宝宝，但是也有许多怀不上或者怀上了但是后来胎停育、流产的例子。其实服用这种药物的女性往往自身的雌激素不足、子宫内膜较薄、黄体不足，这些会造成受精卵着床困难和流产概率增大。所以建议尽量避免人为促排卵，还是要通过调节内分泌使卵巢自然排卵更好。

Susan，想要男孩——苏打水冲洗反致阴道炎

◎应该

学习备孕知识

做备孕计划

排卵期同房

及时去医院检查

治疗阴道炎

◎不应该

重男轻女

苏打水冲洗阴道

轻信网上说法

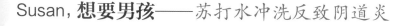

2年前，我跟老公计划要孩子，家里有些重男轻女，不过我个人也喜欢男孩。我就开始在各种论坛里逛，想看看怎样更易生男孩。学习了一些基本的备孕知识后，我发现了一个大招，同房前用苏打水冲洗阴道有利于生男孩。

备孕那个月在排卵期前后三天里同房了三次，每次事前都冲洗一次，结果却令我欲哭无泪。没怀上不说，外阴还老是瘙痒，白带也不正常，去医院检查居然说是阴道炎。医生开药后强调，千万别再用苏打水冲洗了，以免阴道炎反复发作。幸好治疗好了也没影响怀孕，我还是生了个健康的男宝宝。

备孕关键词

● 生男孩

● 苏打水

● 阴道炎

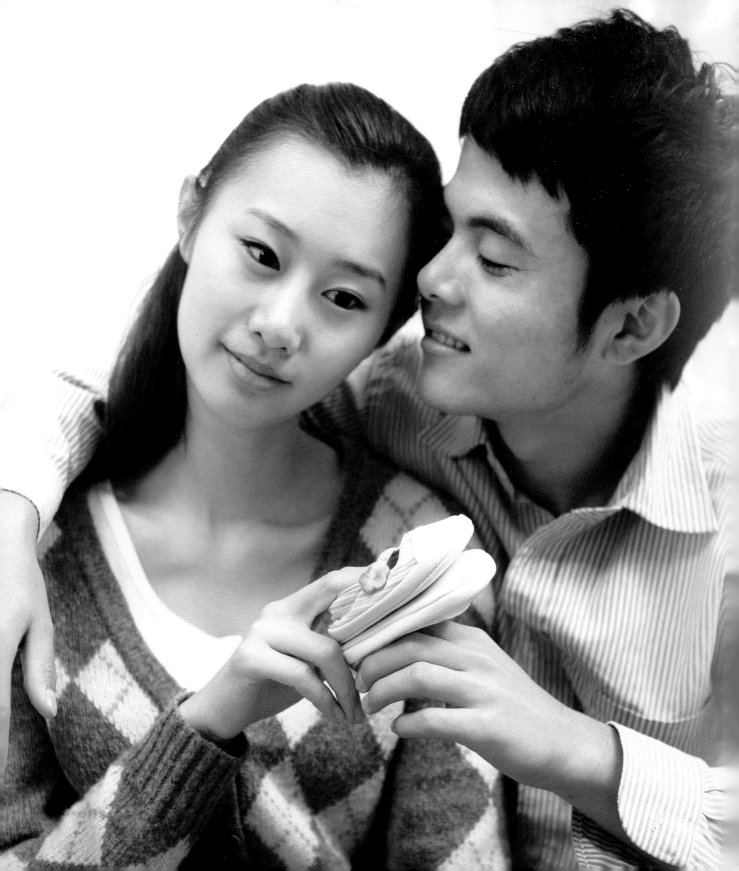

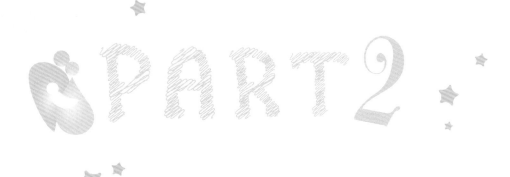

孕前检查，顺利怀娃

  健康宝宝是健康的精子和卵子结合的结晶，因此夫妻双方都要做相关项目的检查，男性孕前检查和女性一样重要。孕前检查的意义在于防患于未然，及时发现一些问题，这样不但可以在心理上做好怀孕的准备，还可以积极采取有效措施，对身体进行调整，为顺利受孕、生产提供保障，备孕夫妻对此要有足够的重视。备孕夫妻一定要选择正规的医疗机构做检查，并根据医生的建议和指导在饮食、运动和生活上做相应的调整，以利于孕育。

女性检查做得好，怀娃没烦恼

通过孕前检查，备孕夫妻双方可以很好地了解自己的身体状况，继而对症调理或治疗，有利于顺利孕育胎宝宝。同时，这也是优生优育的基础。对于各位备孕女性而言，在做孕前检查时一定要如实告知医生自己的基本健康状况，如是否患有遗传病、慢性病，有无遗传病家族史等，是否曾怀孕或流产过等问题，这些信息能够帮助医生做出科学客观的诊断。

普通体检能代替孕前检查吗

很多人都有这样的想法：自己在单位每年都进行体检，身体很正常，还用得着再重复地做孕前检查吗？专家认为，一般的体检并不能代替孕前检查。一般体检主要包括肝肾功能、血常规、尿常规、心电图等，以最基本的身体检查为主，但孕前检查主要是针对生殖器官以及与之相关的免疫系统、遗传病史等检查。这些检查可以有效指导夫妻备孕，也可以对孕期的风险进行预估。例如有的备孕女性可能患有糖尿病，医生会在了解病情后会建议是否可以怀孕或者是否需要调整治疗药物等。

所以，各位备孕女性一定要在准备怀孕前到正规医院进行孕前检查，切不可掉以轻心。

孕前检查啥时做？1年？半年？3个月

孕前检查都要检查哪些项目？什么时候去检查最合适？检查目的是什么？了解这些，才能在进行孕前检查时做到心中有数。

怀孕前，夫妻双方应该做一次全面的身体检查，具体包括体重检查、血压测量、心电图检查、传染病检查、血常规化验、尿常规化验、肝功能检查、男（女）性生殖器检查、染色体检查等，以了解备孕夫妻双方的身体是否具有怀孕的条件，如果发现问题应及时治疗。

孕前检查最好在孕前3~6个月。

女性一般月经干净后的一周以内就可以了，注意在此期间最好不要同房。

做孕前检查时，最好穿宽松且利于穿脱的衣服，检查的时候会比较方便，尤其要特别提醒备孕女性，不要穿连衣裙去做孕前检查。

有些检查需要做特别准备，备孕女性也要注意。如抽血检查需要空腹，早起不要吃东西、喝水；尿常规检查需要储存一定尿液，所以早起后最好不要去洗手间，做完检查后再去，不然需要较长时间的憋尿。

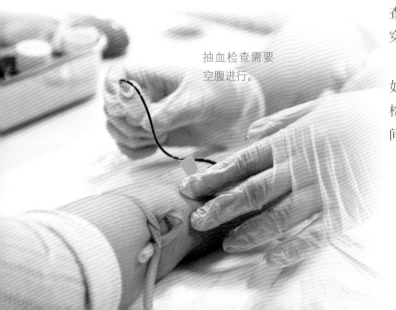

抽血检查需要空腹进行。

备孕女性必检项目

检查项目	检查内容	检查目的	检查方法	检查对象	检查时间
生殖系统	通过白带常规筛查滴虫、霉菌、支原体感染、衣原体感染、阴道炎症以及淋病、梅毒等性传播疾病	是否有妇科疾病，如患有性传播疾病，最好先彻底治疗，然后再怀孕，否则会引起流产、早产等危险	普通的阴道分泌物检查	所有育龄女性	孕前
优生四项（TORCH）	风疹、弓形虫、巨细胞病毒和单纯疱疹病毒4项	是否感染上病毒及弓形体，一旦感染，特别是怀孕的前3个月，会引起流产和胎宝宝畸形	静脉抽血	所有育龄女性	孕前3个月
肝功能	肝功能检查目前有大小功能两种，大肝功能除了乙肝全套外，还包括血糖、胆汁酸等项目	如果母亲是肝炎患者，怀孕后会造成胎宝宝早产等后果，肝炎病毒还可直接传播给胎宝宝	静脉抽血	所有育龄女性	孕前3个月
尿常规	尿色、酸碱度、蛋白质细胞、比重、管型、尿糖定性	有助于肾脏疾患的早期诊断，10个月的孕期对母亲的肾脏系统是一个巨大的考验，身体的代谢加快，会使肾脏的负担加重	尿液	所有育龄女性	孕前3个月
口腔检查	如果牙齿没有其他问题，只需洁牙就可以了，如果牙齿损坏严重，就必须提前治疗	如果孕期牙痛，考虑到用药对胎宝宝的影响，治疗很棘手，所以要提前检查，尽早治疗	牙科检查	育龄女性根据需要进行检查	孕前6个月
妇科内分泌	包括促卵泡激素、黄体酮生成激素等	月经不调等卵巢疾病的诊断	静脉抽血	月经不调、不孕女性	孕前
染色体异常	检查遗传性疾病	避免婴儿发生遗传性疾病	静脉抽血	有遗传病家族史的育龄女性	孕前3个月
血常规	血色素、白细胞、血小板	排除血液问题及贫血、感染	静脉抽血	所有育龄女性	孕前
心电图	心脏情况	排除先天性心脏病等	心电图	所有育龄女性	孕前

女性孕检前这样做，不跑冤枉路

备孕女性在进行孕前检查的当天早晨，要禁止进食、喝水，因为有的孕前检查项目需要空腹进行，否则会影响孕前检查的正常进行。

检查时间一般安排在准备怀孕前 3~6 个月，以便在发现异常或不适合怀孕的问题时，能够及时进行解决。女性在月经停止后 3~7 天进行孕前检查比较好。在进行孕前检查的前 3 天内不要有性生活，检查前一天注意休息好，保证精力充沛，注意不要清洗阴道。

体检前 3~5 天饮食清淡，不要吃猪肝、猪血等含铁高的食物。检查前一天晚上 12 点之后不能进食和饮水。

在孕前检查中有妇科 B 超检查，此项检查需要在膀胱充盈的前提下来做，因此，要在 B 超检查之前憋尿。

月经后 3~7 天检查的原因

- 此时月经已经完全结束。
- 子宫内膜也已经完全修复好了。
- 孕前检查中的盆腔检查不会引起感染。
- 可以避开排卵期，女性不会因检查引起不适。

别忘了做个口腔检查

人体是一个完整的系统，一个器官的病变也必将影响到其他器官，在孕期更是如此。孕期的口腔疾病会危害胎宝宝的正常发育，备孕女性最好提前做一次全面的口腔检查。

- 牙周病。孕期牙周病越严重，发生早产和新生儿低体重的概率越大。怀孕前应该消除炎症，去除牙菌斑、牙结石等局部刺激因素。
- 龋齿。龋齿即蛀牙。怀孕会加重龋齿，但是孕期治疗受限，孕前未填充龋洞可能会发展至深龋或急性牙髓炎，剧痛会令人辗转反侧，夜不能眠。调查显示，母亲有蛀牙，下一代患蛀牙的可能性也大大增加。所以，孕前治愈蛀牙，对自己和小宝宝的健康都有益。
- 阻生智齿。无法萌出的智齿上如果牙菌斑堆积，四周的牙龈就会发炎肿胀，随时会导致冠周炎发作，令你的腮部肿胀，张口困难，无法进食，甚至有可能会得海绵窦静脉炎。
- 残根、残冠。如果怀孕前有残根、残冠而未及时处理，孕期就容易发炎，出现牙龈肿痛，应该及早治疗，或拔牙，或补牙，以避免怀孕期间疼痛。

男性患有牙周炎，也将影响到精子质量。所以，怀孕前，夫妻双方应给牙齿做个体检。

备孕女性最好是能洗一次牙，把口腔中的细菌去除掉，确保牙齿的洁净，保护牙龈，避免孕期因为牙斑菌、牙结石过多而导致牙齿问题。

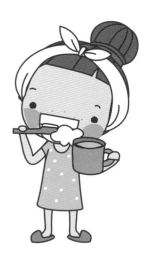

平日里，夫妻双方都要格外注意口腔卫生，严格按照医生的嘱咐保护自己的口腔。

及早预防"母女相传"的疾病

遗传病是指由遗传物质发生改变而引起的或者是由致病基因所控制的疾病。这些疾病完全或部分由遗传因素决定，常为先天性的，也有后天发病的。研究证实，多种疾病容易在母女间遗传。多了解这些具有"母女相传"倾向的疾病，可以让我们及早预防，远离疾病。

● 乳腺癌。家族遗传患病率比常人高 7~8 倍。乳腺癌是一个具有明显遗传特征的疾病，如果一个家族中不止一人患有乳腺癌，就应当怀疑是否为遗传性乳腺癌。

● 抑郁症。母亲有情绪不稳定的疾病，有 10% 的可能性会传给女儿。

● 超重。肥胖有 25%~40% 是遗传因素所致，女性的体重、体型与其母亲相关性比父亲大。

● 骨质疏松。母亲患有骨质疏松疾病，女儿患同样疾病的概率会很高，也更有可能骨折、驼背等。

孕前接种疫苗，很有必要

为了预防孕妈妈在怀孕期间感染某些疾病，而对胎宝宝产生不利的影响，最好提前接种疫苗，以免在怀孕期间造成麻烦。

● 风疹疫苗。孕期感染风疹病毒，容易在孕早期发生先兆流产、流产、胎死宫内等严重后果，也可能会导致胎宝宝出生后先天性畸形或先天性耳聋。接种要在孕前 3 个月或更早。

● 乙肝疫苗。乙肝病毒能通过胎盘屏障直接感染给胎宝宝，还可使胎宝宝发育畸形。乙肝疫苗接种需要三次，从第一针算起，在此后 1 个月时注射第二针，在 6 个月时注射第三针。所以要在孕前 9 个月开始进行注射。

● 甲肝疫苗。孕期因肝脏负担加重，抵抗病毒的能力减弱，极易被感染。经常出差或经常在外面就餐的女性，更应该在孕前注射甲肝疫苗。接种要至少在孕前 3 个月进行。

● 流感疫苗。流感疫苗抗病时间只能维持 1 年左右，且只能预防几种流感病毒，如果预计怀孕时间在流感高发期，可根据自己的身体状况自行选择。接种至少在孕前 3 个月进行。流感疫苗不是打得越多越好。

● 水痘疫苗。孕早期感染水痘，可导致胎宝宝先天性水痘或新生儿水痘；孕晚期感染水痘，可能导致孕妈妈患严重肺炎。接种水痘疫苗最好在受孕前 3~6 个月进行。

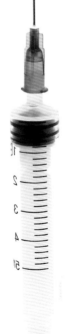

提前接种疫苗，可以避免在怀孕期间造成麻烦。

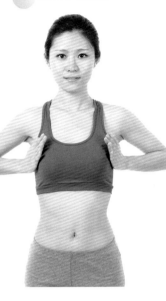

乳房检查，为宝宝的"饭碗"努力

　　健康的乳房才可以进行母乳喂养。孕前进行细致的乳房检查，排除可能的疾病，可以为母乳喂养打下良好的基础。乳房自我检查的时间应在月经来潮后的第9~11天。对于初学乳房自我检查的备孕女性，可在1个月内的几个不同的时间进行检查，之后再改为每月1次例行检查。

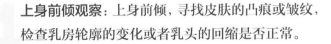

这样做乳房检查
简单又有效

1 直接观察：仔细观察每一侧乳房的外观，大小、皮肤颜色和乳头颜色，乳房是否有湿疹，或者皮肤是否出现凸痕，两个乳头高度的差别，乳头有无液体流出。

2 抬臂观察：抬起一侧手臂看另一侧乳房是否随之抬起。检查乳房上部与腋下结合部有无异常。双手举过头顶，身体转向一侧反复观察乳房的侧面。用同样的方法观察另一侧。

3 双手后置观察：双手平稳地放在臀部，用力按压，觉得胸部的肌肉紧张起来，然后进行观察，看乳房是否有异物突起。

4 上身前倾观察：上身前倾，寻找皮肤的凸痕或皱纹，检查乳房轮廓的变化或者乳头的回缩是否正常。

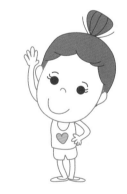

5 肿块检查：将右臂放在头下，胳膊下面的乳腺组织会移向胸部的中央，用左手检查右侧的乳房是否有肿块，触摸时稍微用力，这样手将更接近乳腺组织。注意先摸乳房，再摸腋下，用中指和食指的指腹顺着一个方向全面检查乳房。用同样方法检查左侧的乳房。

女性孕前乳房保健早开始

乳房是女性形体美很重要的一个因素，更是将来哺育宝宝的天然绿色"粮仓"，为了自己，为了宝宝，孕前乳房保健不可忽视。

首先，要到医院做一次全面的乳房体检。如果有肿块，则需要明确其性质，看是否有必要处理。有的女性一侧或两侧有乳头凹陷，可能会影响哺乳。乳头凹陷轻者可以自己纠正，将手指对称地放正在乳头两侧，由中心向四周均匀用力缓慢地推拉，每次做 5 分钟，每天做 2 次。怀孕后则不宜做此动作，可能会引起宫缩，导致早产或流产。

其次，可以适当对乳房进行按摩，以促进血液循环，为将来哺育宝宝做好准备。

最后，在日常生活中精心呵护乳房也必不可少。清洁乳房不要用碱性过高的洁净用品，如香皂等，用清水轻轻洗净即可，必要时还可以涂上专用的乳头保护乳液，以防止乳头皲裂。不要穿戴过紧的内衣，更不要束胸，内衣质地宜选择纯棉的，这些都有利于保持乳腺管的通畅，减少乳房疾病的发生。合理的膳食也是乳房保健的重要方法，饮食宜低脂高纤，如多吃豆类、蛋类、

牛奶等富含蛋白质的食物，少吃盐腌、烟熏、火烤、烤糊焦化、变质的食物；不要暴饮暴食、挑食、偏食。可以常吃的食物有黄豆、肉皮、猪蹄、牛蹄筋、海带等。

乳腺增生症状早明白

1. 乳房疼痛。一侧或两侧乳房经常胀痛或刺痛，以一侧症状明显多见，严重者不可触碰，更为严重的甚至会影响日常生活及工作。疼痛区域以乳房肿块处为主，有些患者的腋窝、胸肋或肩背部也有痛感，还有些患者表现为乳头疼痛或痒。乳房疼痛常于经期前后出现或加重，亦可随情绪变化而波动，这是乳腺增生的重要特点。

2. 乳房肿块。肿块可发于单侧或双侧乳房内，单个或多个，形状多样，以片块状最为多见，大小不一，边界不明显，质地中等，与周围组织无粘连，触之有痛感。乳房肿块也随月经周期而变化，月经前肿块增大变硬，月经来潮后肿块缩小变软。

3. 乳头溢液。少数患者可出现乳头自发溢液，液体常呈草黄色或棕色。

4. 月经失调。部分患者可兼见月经前后不定期，量少或色淡，可伴痛经。

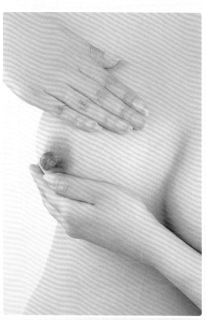
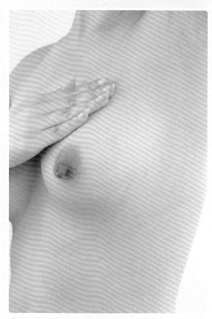

▲
按摩乳房不仅可以预防乳腺炎等疾病，更可防止乳房松弛、下垂，从而保持乳房美丽的外形。

疑似输卵管不通，做通液还是造影

输卵管是精子和卵子结合的地方，卵子受精后由输卵管向子宫腔移动。输卵管不通或通而不畅是不孕症最常见的问题，一般情况下不畅的病因有人流手术、子宫内膜异位、盆腔炎症等。

输卵管检查的常用手段有输卵管通液和输卵管造影。许多备孕女性在输卵管检查时，会面临着选择造影还是通液的难题，其实只要了解了二者检查或诊断的原理，自然能做出正确的判断。

输卵管通液

输卵管通液是将生理盐水从宫颈注入宫腔，再流到输卵管，根据液体的流动速度和受到的阻力大小，来了解输卵管的通畅度。同时通过液体的一定压力，可使梗阻的输卵管恢复通畅，属于早期检测输卵管是否畅通的一种方法。输卵管通液需要依靠医生手动操作，评判也完全由医生主观感觉，因此这种方式造成误诊的情况较多。另外，通液会增加感染概率，操作不当有导致输卵管破裂的风险。

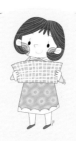

通过综合比较，建议要确定输卵管是否通畅的备孕女性优先选择输卵管造影检查，这样既能一次查清问题，又能减少对身体的损害。不过造影检查需要满足一定的条件才能进行，在确实不能进行造影检查的情况下可采用通液检查。

输卵管造影

输卵管造影是指通过导管向宫腔及输卵管内注入造影剂，利用X线透视及摄片，最终根据造影剂在输卵管及盆腔内的显影情况来了解输卵管是否通畅、阻塞部位及宫腔形态的一种检查方法。输卵管造影相比通液有一定的优势：诊断结果清晰明了，准确率高，对输卵管有轻度的疏通作用，身体伤害小。

输卵管造影前提要知晓

• 造影时间选择在月经干净后的 3~7 天，过早可能因检查造成人为子宫内膜异位，过晚因子宫内膜增厚可能造成检查结果不准。

• 造影前要进行试剂过敏试验。

• 造影 3 天前及造影后 2 周内，不能进行性生活，且要避免盆浴，以防感染。

• 造影前应检查有无其他妇科炎症。

优生 4 项，防宝宝缺陷

优生 4 项检查对象是弓形虫病、风疹病毒、巨细胞病毒、单纯疱疹（I/II 型）。这些病毒都会严重危害新生儿健康，可导致胎宝宝多器官损害，产生一系列严重的后遗症。

● 风疹病毒感染防治

风疹病毒对胎宝宝的危害与受感染时间有关，一般受感染越早，危害越大。据统计，在怀孕 8 周内感染，自然流产率达 20%；在怀孕第 12 周左右感染，会导致胎宝宝出现心脏、眼和听力神经的缺损。目前对于风疹病毒尚无有效的对应药物，主要是以改善症状、减轻痛苦为主。接种风疹病毒疫苗可以起到很好的预防作用，对孕前女性意义重大。建议在孕前 6 个月接种风疹病毒疫苗。

● 巨细胞病毒感染防治

巨细胞病毒可通过胎盘感染给胎宝宝，从而导致胎宝宝先天畸形，严重的可直接导致流产或死胎。正常娩出的婴儿多在出生后几个月至几年内表现出症状，主要表现为智力低下、运动神经障碍、肝脾肿大、黄疸、血小板减少性紫癜及溶血性贫血等。有怀孕计划的女性应该在孕前做巨细胞病毒检测，来确定体内是否已有相应抗体，以及在医生的指导下及早采取应对措施。

● 单纯疱疹病毒感染防治

孕妈妈如果带有单纯疱疹病毒，会通过胎盘感染给胎宝宝，或在分娩过程中感染给新生儿。胎宝宝受感染后，会出现先天畸形、智力低下等症状，甚至流产。新生儿受感染后，会使内脏受损，甚至导致循环衰竭和全身中毒。建议备孕女性一定要在孕前做单纯疱疹病毒血清学检查，以此来避免在单纯疱疹病毒感染期间受孕。

● 弓形虫病防治

在怀孕的前 3 个月内感染弓形虫病，多会引发流产、死产或生下有缺陷的婴儿。在孕中期受感染，多会出现死胎、早产和严重的脑、眼疾病。在孕晚期受感染，也可能会造成胎宝宝某些系统不同程度的损坏。

弓形虫病预防是关键：①饮食卫生。生、熟食要严格分开，避免污染；生食切板要定期用开水烫洗、消毒。②便后、饭前一定要洗手。③至少在怀孕前 3 个月将宠物送走，等宝宝 1 岁左右再接回。

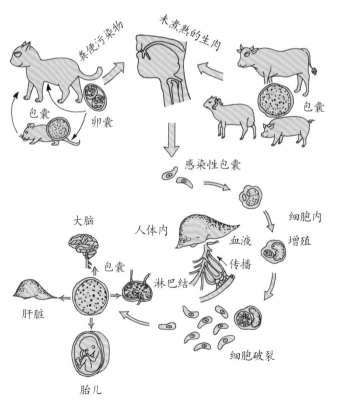

"弓形虫"在人体内的传播过程

百分百好爸爸，从孕前检查开始

在医院经常会看到备孕夫妻做孕前检查，但是其中多数情况是丈夫陪同妻子做检查，而自己却不做孕前检查。医生会建议男方也做一下相关检查，但得到的大多数回答是"我身体很好，不需要检查"。其实这种想法是不对的，因为男女双方中的任何一方都会影响怀孕。

不孕因素多方面

◆ 在患不孕症的夫妇中，由于女方的因素引起的不孕占 40% ~ 45%。

◆ 由于男方的因素导致的不孕占 25% ~ 40%。

◆ 由于男女双方共同原因造成的不孕占 15% ~ 20%。

◆ 原因不明的不孕占 10% ~ 15%。

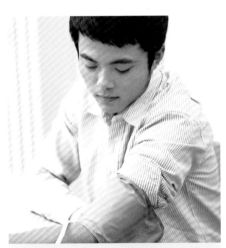

备育男性检查很重要

男女双方中的任何一方都会影响怀孕，所以，备育男性要提高重视，在医生的指导下做好检查。

备育男性必检项目

备育男性检查项目包括精液检查、男性泌尿生殖系统检查、全身体格检查、家族病史询问。

精液检查：通过检查精液，可以检测精子活力、是否少精或弱精、畸形率、死亡率，是否有前列腺炎等。一般情况下，这项检查并不是必须要做的。有正常不避孕的性生活 1 年以上未怀孕的，一般要进行这项检查。

泌尿生殖系统检查：男性泌尿生殖系统的疾病对下一代的健康影响极大，因此这个检查必不可少。

全身检查：血压、血脂、肝功能等也需要检查，以了解基础健康状况。梅毒、艾滋病等传染病检查在有些时候也是很必要的。

家族病史询问：医生会详细询问体检者和家人以往的健康状况，特别要重点询问精神病、遗传病等，必要时要检查染色体、血型等。

男性生殖器官检查

良好的受孕环境决定于健康的性生活质量，性器官出现任何异常的情况都应该引起足够重视。所以孕前要检查：①有无先天性生殖器畸形，如严重睾丸发育不良；②生殖器是否有急、慢性炎症，如睾丸炎、附睾炎、急慢性前列腺炎、急慢性精囊炎等；③生殖器有无皮肤病，如阴茎部的疣、阴囊湿疹等；④生殖器肿瘤，如睾丸肿瘤、阴茎瘤、前列腺癌等；⑤泌尿系统是否存在感染，如尿道炎、膀胱炎等。

生殖器官健康是正常性生活的前提，是要个健康宝宝的关键环节之一，要注意细心呵护。注意清洁卫生，做到每天清洗包皮内的污垢，避免阴囊处在高温状态下。

精液检查，看这几项就够了

精液检查通过以下指标来确认：

1. 精液颜色。正常精液为灰色或乳白色。淡黄色见于排精时间间隔长者。棕红色见于精囊炎症、精囊肿瘤、前列腺炎症。

2. 精液气味。类似角豆树或栗树花的特殊腥味，有难闻的气味表明可能有感染。

3. 液化。正常精液刚射出时呈稠厚的胶冻状，并于3~30分钟后液化，化为稀薄的液体。反之则不正常。

4. 精液量。正常为2~6毫升，少于1毫升或多于8毫升均为异常。

5. 酸碱度。正常pH值为7.0~7.8。

6. 白细胞。白细胞增多表明生殖道或副性腺存在感染，比如前列腺炎。

7. 精子形态。如果精子的畸形率超过20%，生育力可能会受到影响。

8. 存活率。精子死亡率超过50%，精子活动力低于60%，都会引起不孕。

男性孕检前3~5天别有性生活

男性进行孕前检查应注意以下几个事项：

1. 检查前3天不要抽烟喝酒，不要吃油腻、糖分高的食物。

2. 孕前检查前3~5天不能有性生活，禁欲时间太短或太长都有可能影响精子的品质。

3. 体检前一天应洗澡，保证身体的清洁度。

4. 抽血要空腹，因此检查前一天晚饭后不要再吃东西，保证在抽血前空腹8小时以上。

留意"传男不传女"的遗传病

有一类疾病是由性染色体X上的基因决定的。女性有2条X染色体，男性只有1条。如果某种疾病是X染色体上的隐性基因所致，那么在女性体内可能被另一条X染色体上的显性基因所掩盖，而Y染色体上没有与之对应的基因，因此Y染色体上携带的致病基因将很容易地被表达出来。比如秃头，父亲遗传给儿子的概率是50%，外公遗传给外孙的概率是25%。再比如血友病，是典型的伴性遗传疾病，只有男孩会患病。女性基因携带者会把致病基因传给后代，其中男性后代50%可能患病，女性则只是致病基因携带者。

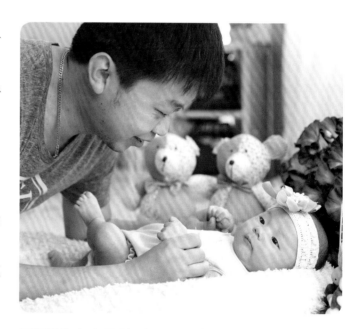

重视遗传病 备孕前最好和父母沟通，看看有无家族遗传病史，详细了解自身的健康状况和潜在风险，为孕育健康的宝宝打好基础。

孕前检查，小问题不用愁

备孕夫妻通过孕前检查可能会发现多种影响怀孕的问题，这时不用过度担心，许多小问题只需要根据医生的建议进行治疗即可，或者根本不需要治疗，只需改变生活习惯就能改善。

小小贫血不用愁

孕前贫血的女性一定要提前治疗，因为孕期持续贫血会并发妊娠高血压综合征，分娩时由于贫血常常发生宫缩乏力，导致产程延长。贫血还会影响胎宝宝的生长发育，所以应积极治疗。若是孕前检查结果为重度贫血，建议治愈后再怀孕。

女性贫血以缺铁性贫血最为常见，调节饮食是治疗和预防缺铁性贫血的有效手段。

1. 有意识地食用含铁量高的食物。如动物肝脏、蔬菜、肉类、鸡蛋等，其中猪肝的含铁量最高。瘦肉、紫菜、海带等也含有一定量的铁。

2. 摄入适量的高蛋白食物。高蛋白食物有利于血红蛋白的合成，常见的食物有鱼类、肉类、禽蛋。

3. 经常食用含维生素 C 丰富的水果和蔬菜。维生素 C 能够提高铁的吸收率，所以要多食用含有维生素 C 的水果和蔬菜。如西红柿、樱桃、橘子、猕猴桃、青椒、芹菜等。

4. 少喝浓茶。茶叶中含有鞣酸，会与食物中的铁元素发生化学反应，生成难以溶解的物质，阻碍铁的吸收，加剧缺铁性贫血。

另外，在生活上注意适量运动也有利于改善贫血状况。

患上乙肝，还能怀孕吗

乙型病毒性肝炎（乙肝）是由乙型肝炎病毒引起的一种世界性疾病。发展中国家发病率很高。该病主要通过血液、母婴和性接触进行传播。乙肝疫苗的应用是预防和控制乙型肝炎的根本措施。对于身患乙肝的男方，到底父婴传播的风险有多大，目前存在争议。当然，等病毒 DNA 检测转阴、肝功能正常再怀孕，是最安全不过的了。

理论上讲，不管是大三阳还是小三阳，只要肝功能正常，也没采取任何治疗，随时都可以怀孕。但是，如果你的肝功能受损了，乙肝病毒 DNA 呈阳性，并且正在进行抗病毒治疗，暂时不太适合怀孕，建议等 DNA 转阴、肝功恢复正常再受孕。乙肝患者是否能够怀孕，最好听专家的建议。

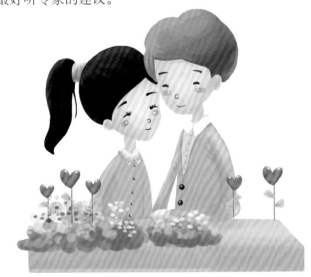

治好宫颈炎再怀孕最安全

宫颈炎一般不会影响怀孕，但是如果炎症较重，会影响宫颈功能，会对怀孕造成影响。重度宫颈炎患者常有阴道分泌增多，白带黏稠，有时候呈脓性，使阴道内环境改变，毒素炎症细胞增多，非常不利于精子通过宫颈管。

宫颈炎可采用阴道灌洗、局部上药、中药治疗、物理疗法等方法治疗，但一定要在医生指导下进行。生活上要讲究性生活卫生，避免人工流产，以减少人为的创伤和细菌感染的机会，并定期做妇科检查，以便及时发现宫颈炎症，及时治疗。

小小痔疮别害怕

女性怀孕后，机体分泌的激素易使血管壁的平滑肌松弛，增大的子宫压迫腹腔的血管，这样会使怀孕女性原有的痔疮加重，或出现新的痔疮。因此如果原来有痔疮的女性，在怀孕前应积极治疗痔疮。

预防和治疗痔疮，要从生活细节做起。合理饮食，避免因暴饮暴食而使得直肠的压力过重。少食多餐，避免吃辛辣、酸性等刺激性食物，精细搭配。注意肛门局部清洁，坚持每天进行温水坐浴，按摩肛周组织 3~5 分钟。避免久坐不起，避免滥用刺激性的药物。每天有意识地进行 3~5 次提肛，可以收到不错的效果。

治疗方法：内痔可根据病情选择注射疗法、枯痔钉疗法、胶圈套扎疗法以及物理疗法或者手术疗法；外痔无需特殊的治疗，只要保持肛门清洁，避免局部刺激即可。

子宫肌瘤酌情处理

子宫肌瘤根据肌瘤生长位置分为黏膜下肌瘤、浆膜下肌瘤、肌壁间肌瘤。一般浆膜下肌瘤对于受孕的影响比较小；黏膜下肌瘤会造成经期延长和月经量增多，容易造成不孕和流产；肌壁间肌瘤如果肌瘤小，一般不影响受孕，如果肌瘤大会使宫腔变形，子宫内膜受压，影响孕卵的着床和胚胎发育。

子宫肌瘤可根据具体情况选择药物治疗或者手术治疗。如果是浆膜下肌瘤，且数量不多，手术后 1 年就可以怀孕；如果肌瘤较大，数目多，那就需要避孕 2 年以上。一般在手术剥离子宫肌瘤后的 1 年内，不能马上怀孕；如果子宫肌瘤长在宫腔内，需积极治疗后才能计划怀孕。

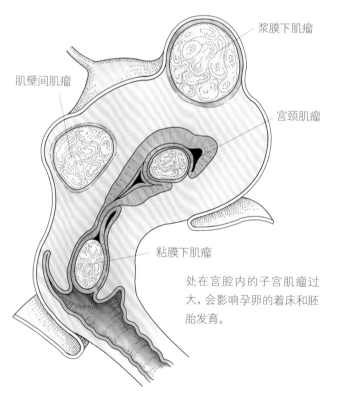

浆膜下肌瘤

肌壁间肌瘤

宫颈肌瘤

粘膜下肌瘤

处在宫腔内的子宫肌瘤过大，会影响孕卵的着床和胚胎发育。

老公精子不好，别灰心

精子是影响怀孕的一大因素，精子的数量、质量和活力是优生优育的关键。各位备孕女性是不是一听说自己老公精子不好，立马就会觉得怀孕无望呢？其实许多因素都可能影响到精子，如年龄、生活习惯、环境、药物、精神紧张等。应该通过检查确定影响精子质量的原因，如果是前列腺炎等疾病引起的就要对症治疗，如果本身不存在其他疾病，可听从医生的指导服用提升精子质量的药物。

备育男性只要按照医生的要求按时服用药物，同时注意戒烟戒酒、饮食规律、锻炼身体，一般都可以提升精子质量。另外，备孕夫妻不要过于紧张，以免影响到正常的内分泌系统，使治疗期延长。

私处清洗用具要卫生

◆ 盥洗盆最好用玻璃质地的。

◆ 棉质毛巾必须是专用的。

◆ 每次清洗完外生殖器后，要将盆和毛巾也清洗干净，每次使用前要用开水进行消毒。

白带异常，要查原因

如果孕前发现白带异常，要及早检查和治疗。到任何一家正规医院做妇科常规检查，都可以查出白带异常的原因，并在医生的协助下进行对应治疗。做好日常防护，可以防止细菌侵入阴道，影响子宫。以下几点会对你有所帮助。

1. 个人贴身物品，如内裤、泳裤要单独放置。

2. 少去公共浴池、泳池。在外住宿，自带随身衣物，不用他人或旅馆提供的浴巾、衣物等。

3. 采用淋浴，最好不用盆浴。

4. 贴身衣物要勤洗勤换，并在阳光下晒干。

5. 每天用温水（开水晾温）清洗外阴和阴道口。除非是医生开的处方，否则不要用任何洗液，它们会破坏阴道自身的酸碱平衡。

异常白带及病变

性状	可能疾病
大量无色透明黏性	慢性宫颈内膜炎、卵巢功能失调、阴道腺病等
白色或灰黄色泡沫状白带	滴虫阴道炎，常伴有外阴瘙痒
凝乳状白带	念珠菌阴道炎，常伴有严重外阴瘙痒或灼痛
灰色鱼腥味白带	细菌性阴道炎
黄色或黄绿色脓样白带	滴虫或淋菌等细菌性阴道炎、宫颈炎，也有可能是宫颈癌或阴道癌
血性白带	宫颈息肉、黏膜膜下肌瘤，或宫颈癌、子宫内膜癌
水样白带，通常伴有奇臭	黏膜膜下肌瘤伴感染或宫颈、阴道、卵巢的癌变

顽固便秘要"赶跑"

很多女性以为便秘是小问题，但如果怀孕后仍然便秘(怀孕可使原有便秘加重)，害处便会很多。

1. 长期便秘，肠道毒素堆积，对发育中的胎宝宝影响严重，甚至可导致胎宝宝畸形。

2. 费力排便时腹压明显增加，易引起子宫收缩，严重的可导致流产、早产。

3. 久坐排便，突然体位改变，可使孕妈妈出现体位性低血压，晕倒在地。

4. 如果合并胎盘低置或盆腔肿物，腹压的增加可能导致阴道出血，盆腔肿物扭转而导致腹痛等。

5. 有的便秘导致孕妈妈在分娩时，堆积在肠管中的粪便会妨碍胎宝宝下降，引起产程延长甚至难产。

因此，要加强体育锻炼，多吃新鲜蔬菜和水果，必要时需药物治疗，在孕前就要"赶跑"便秘。

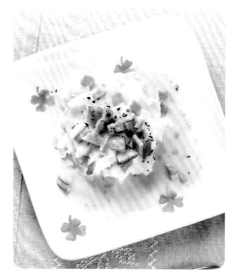

多吃通便食物缓解便秘 山药、红薯、香蕉和绿叶蔬菜都是很好的润肠通便的食物，可以有效缓解便秘。

卵巢囊肿要听医生指导

"卵巢囊肿"，顾名思义就是指卵巢内部或表面生成肿块，它是卵巢肿瘤的表现形态之一，绝大部分卵巢囊肿都为良性肿瘤。发病因素可能与遗传、环境及生活方式和内分泌等因素有关。卵巢囊肿的主要症状表现为：

1. 下腹坠痛。经常出现下腹坠痛，一定要及时诊治，排除卵巢囊肿的可能。

2. 腹内肿块。某些患者下腹部会有肿块，肿块可移动，一般触之无痛感，但恶化后会有刺痛感。

3. 月经不调。卵巢囊肿会导致女性的卵巢失去正常的功能，从而引发女性月经不调，有些严重的会出现闭经。

卵巢囊肿的治疗考虑两个方面：一是它的性质，二是它的大小。大多数卵巢囊肿都是良性的，且许多肿块可能会自行缩小，所以可能根本不影响怀孕，也不需要特别的治疗。如果囊肿过大或有恶化倾向(如增长过快)，影响正常排卵，这时就要进行药物治疗或者手术治疗，一般建议在治疗后再怀孕。现在手术治疗后成功受孕的例子很多，备孕女性不用太过担心。只有在卵巢囊肿恶化到极为严重的情况，医生才会建议切除单侧或双侧卵巢。

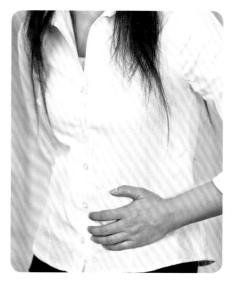

下腹坠痛是卵巢囊肿的信号之一 备孕女性如果经常出现下腹坠痛的症状，要及时诊治，排除卵巢囊肿的可能。

众姐妹分享好孕经验

聪聪家，知己知彼——孕前检查很重要

虽然身边好多夫妻没有进行孕前检查也顺利怀上了宝宝，但我个人还是建议大家要做一下这个检查，所谓不怕一万，就怕万一。万一检查发现了什么问题，可以及早治疗。要不然等怀上宝宝之后再发现严重的问题，就可能对自己和宝宝造成更大伤害。像我们的情况，如果不查可能努力好几个月都怀不上，却不知道原因。所以，千万不要图省事反而浪费更长时间。建议大家在孕前3个月进行这项检查。

◎应该

做孕前检查

戒烟戒酒

按时服药

夫妻相互鼓励

多运动

多吃水果蔬菜

定期复查

关注月经周期

◎不应该

化妆

穿高跟鞋

用香水

过度紧张

从2011年初开始备孕，我自己先了解了一下备孕的知识，然后告诫老公要戒烟戒酒，他倒也配合，因为毕竟我已经29岁了，是该要宝宝的年纪了。2个月后一起去做孕前检查，我的项目多一些，他的少一些。可结果呢，我自己B超、宫颈检查等都没问题，但老公却关键时刻掉链子，他的精子的活力不好，但医生说也不算是特别严重，先开药治疗一下看看效果。反正我当时在医院真想揍他一顿！

还好老公识趣，一直按时吃药，期间也按照医生要求适度锻炼，我可是一直监督着他呢！中间有一段时间，大概一周左右，我都严格要求他，他则安慰我，不要有太大压力，应该张弛有度，否则过犹不及。好吧，我承认，他有时候还是比我理智，嘿嘿。

在他的建议下，我自己也是不断调整身体状态，使用经准时报到（我是30天或31天），同时生活中不化浓妆，不用香水，高跟鞋也少穿一些（我的工作本身不要求化妆、穿高跟鞋）。饮食上注意多吃水果蔬菜，我老公以前基本不吃什么水果的，现在陪我吃。吃了2个月的药再按时去医院检查，老公精子的活力上来了。我们俩都开始准备下个月的功课了。

在用排卵试纸测到排卵期的前一天做了一次功课，隔天又一次，第二次感觉特别不一样，结果两周后就查出怀上了。真开心，把我的经历写出来给姐妹们参考，希望大家都好孕！

备孕关键词

- 精子活性　　● 运动
- 排卵期　　　● 饮食
- 排卵试纸　　● 心情

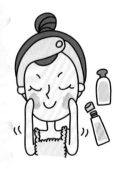

木木，备孕 1 年终怀孕——孕前一定要治好牙齿

◎应该

做孕前检查

牙齿不好要提前看

补充叶酸

在网上学学备孕知识

吃药期间暂停备孕

稳定心态

听医生建议

积极备孕

在家验孕

第一时间去医院验孕

◎不应该

不治牙病

不在意怀孕季节

备孕 1 年的我终于怀孕了，要不是因为看牙，也不用这么久的，牙不好的姐妹们一定要提前看牙哦。

听说 7 月怀孕最好，我跟老公从 3 月起开始备孕，上网学知识，吃叶酸，做全套孕前检查（当时不知怎么就漏了牙齿）。5 月没怀上，牙疼却犯了。医生说幸好现在没怀上，要不然怀了之后治疗更麻烦，孕早期用药或者手术怕流产，孕晚期治疗又怕早产，只能忍着。所以耐心用了半年时间治好牙齿，11 月，重新备孕。12 月，一道杠；1 月，还是一道杠。到了 2 月，测完弱阳，于是跟老公去医院，确定已经怀上啦！

在此想提醒姐妹们，孕期检查千万别漏了做口腔检查，尤其是牙齿本身不好的一定要注意！

孕前做个全面的口腔检查

如果牙齿没有问题，只需要在孕前洁牙就可以了，也就是洗牙。怀孕前 1 个月最好做个牙齿的全面清洁，以防孕期牙病来捣乱。怀孕前没有患牙龈炎，怀孕后患牙龈炎的比例和严重程度会大大降低；而如果在孕前就患有牙龈炎或牙周炎，怀孕后炎症会更加严重。如果怀孕前有残根、残冠未及时处理，孕期就容易发炎，出现肿痛。因此牙病应及早治疗。

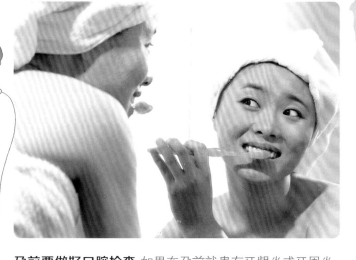

孕前要做好口腔检查 如果在孕前就患有牙龈炎或牙周炎，怀孕后炎症会更加严重。

备孕关键词

● 牙周炎

● 龋齿

● 牙龈炎

● 口腔检查

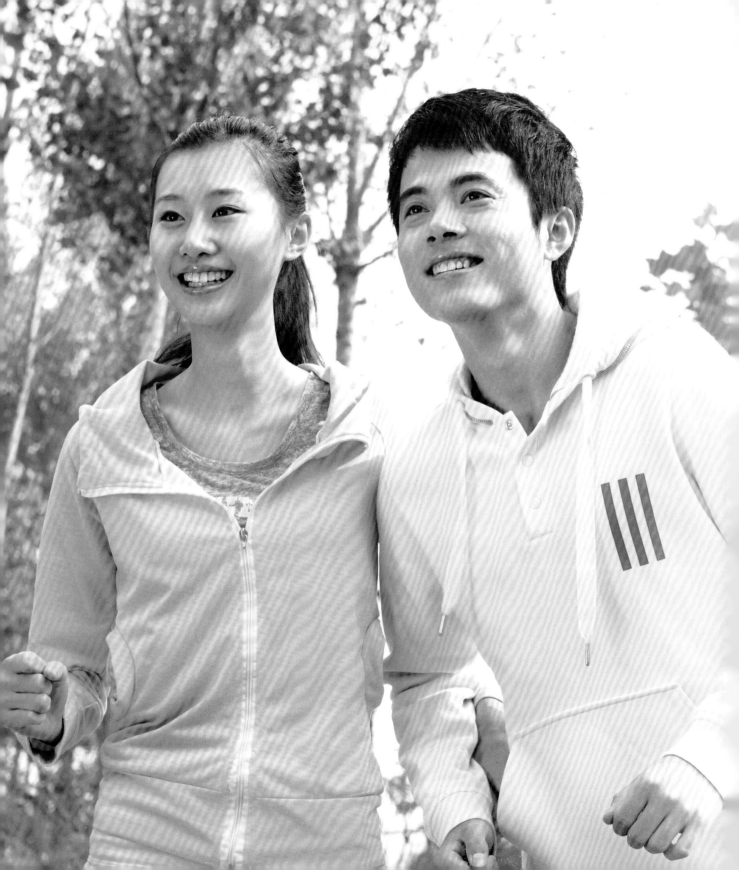

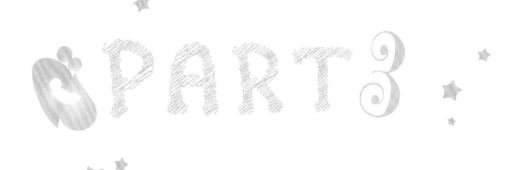

PART 3

怀孕要最快，宝贝要最棒

　　想要尽快怀上宝贝，找准排卵期可以助备孕女性一臂之力；想要怀上更加聪明的宝贝，就要使性生活甜蜜、和谐；而想要宝贝更健康，就要注意调整生活方式，纠正不良习惯。计划要宝贝的夫妻们，做好一切准备，在轻松愉快的心情中迎接即将到来的天使吧！

算准排卵期，好孕自然来

在计划怀孕时，掌握自己的准确排卵期是很重要的。有些夫妻备孕很久，却一直没有消息，其实这可能与性生活的时间不对有很大关系。那么，怎么才能让精子和卵子早一点相遇呢？备孕女性赶快查一查自己的排卵日期吧！

排卵期，你的那些特别感觉

一般来说，正常生育年龄的女性卵巢每月只排出1个卵子。医学上将排卵日的前5天和后4天，连同排卵日在内共10天称为排卵期，排卵期是受孕的好时机。

女性在排卵期，身体常会出现一些自己意识不到的改变。

1. 白带变化。白带是由子宫内的腺体分泌物、宫颈管的黏液分泌物以及阴道的分泌物组成的。正常的白带平时是没有味道的白色稀糊状液体，排卵期间变成鸡蛋清状的稀薄液体，女性会感觉私处滑润，且白带拉丝性高。

2. 排卵痛。每个月经周期中，排卵期部分女性下腹部有时会隐隐作痛，甚至有些女性在卵子从卵巢中排出的瞬间，会感觉剧烈的疼痛，这被称之为"排卵痛"。但这种现象并不是所有的女性都会发生，统计发现约有三分之一的女性有此症状。

3. 排卵期出血。排卵前后由于体内雌激素分泌量的波动，可能会引起少量子宫出血。

4. 体温上升。体温在排卵后略有升高，如能坚持每天清晨测量基础体温，就能根据体温变化，寻找出排卵日期。

最简单的算式推算法

卵子排出的时间一般在下次月经来潮前的14天左右。

对于月经周期正常的女性：以月经周期为28天为例来算，这次月经来潮的第1天在9月29日，那么下次月经来潮是在10月27日，再从10月27日减去14天，则10月13日就是排卵日。排卵日及其前5天和后4天，也就是10月8~17日这10天为排卵期。

对于月经不规律的女性，排卵期计算公式为：

- 排卵期第一天＝最短一次月经周期天数 –18 天
- 排卵期最后一天＝最长一次月经周期天数 –11 天

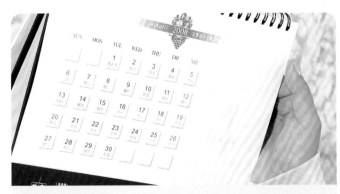

做好经期记录

月经来潮和月经结束的日期要记好，方便准确掌握和计算自己的排卵期，为顺利怀孕做准备。

观察宫颈黏液——生理感知

月经周期可划分为"干燥期——湿润期——干燥期"。月经干净后，宫颈黏液稠而量少，没有黏液，称为"干燥期"，不宜受孕。月经周期中期，随着内分泌的改变，黏液增多而稀薄，阴道内分泌物增多，称为"湿润期"，也称"易孕期"。

观察宫颈黏液每天需要数次，一般可利用起床后、洗澡前或小便前的机会用手指从阴道口取黏液检查，观察手指上的黏液外观、黏稠程度以及用手指做拉丝反应等几方面检查。这样经过3个月以上月经周期的观察，就可以掌握自身的宫颈黏液分泌规律和排卵期。

排卵时阴道分泌物量最多。一旦发现外阴部有湿润感及黏稠的黏液，而且黏液能拉丝达数厘米时，就应认为处于排卵期，直到稀薄、透明、能拉丝的黏液高峰日过后第4天，才能进入排卵后安全期。

黏液伸展度测试具有个人差异性，且阴道内宫颈黏液的变化受多种因素影响，如阴道内严重感染、冲洗阴道、性兴奋时的阴道分泌物、使用阴道内杀精子药物等。若对阴道内宫颈黏液的性质不能肯定，应一律视为是排卵期，这样能提高受孕率。

子宫颈黏液的变化

◆ 在排卵期间，子宫颈黏液变得多而稀薄，呈现蛋清样的透明状。

◆ 排卵期的子宫黏液，含有丰富的营养物质，能给精子提供能量，有利于精子继续上行。

B 超监测——最直观的方法

顾名思义，B 超监测排卵就是通过 B 超来观察女性是否排卵。在所有测排卵的方法中，最为准确的就是 B 超监测法，它不仅可以测出两侧卵巢中是否有优势卵泡，同时还能测出优势卵泡的大小、子宫内膜的厚度等。通过大量统计数据可发现，当卵泡直径大于18毫米时，卵泡已成熟，随时有排卵的可能。一般情况下，排卵前一天卵泡直径为20~22毫米。

在医院进行 B 超监测排卵一般需要连续进行。对大多数女性而言，可自月经周期的第 10 天起开始监测，观察卵泡直径的变化。

B 超监测的不足：只能观察到卵泡的发育情况，但不能确定卵子到底何时排出。此外，卵泡的发育也有特殊的情况，例如某些人的卵泡发育到一定程度后，没有排卵反而萎缩了，还有一些卵泡直径超过 20 毫米后持续增大却不排卵，最后黄素化了。

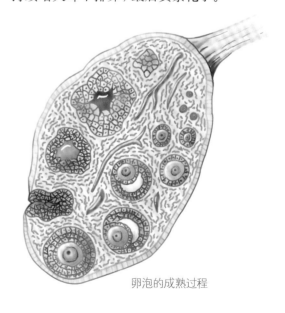

卵泡的成熟过程

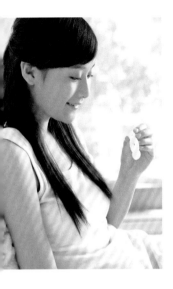

测排神器——排卵试纸

排卵是卵巢释放卵子的过程。正常女性体内保持有微量的促黄体生成激素（LH），在月经中期 LH 的分泌量快速增加，形成一个高峰，并在此后 48 小时内刺激卵巢内成熟卵子的释放。这段时间女性最容易受孕。现在很流行用排卵试纸测排卵期，效果很不错。

测排神器
排卵试纸这么用

尿液收集：用洁净、干燥的容器收集尿液，不可使用晨尿，收集尿液的最佳时间是上午 10 点至晚上 8 点，尽量采用每天同一时刻的尿样，收集尿液前 2 小时应减少水分摄入，因为稀释了的尿液样本会妨碍 LH 峰值的检测。

试纸测试：取出试纸，手持测试条，将有箭头标志线的一端插入尿液中，约 3 秒后取出平放，10~20 分钟后观察结果，结果以 30 分钟内阅读为准。注意测试纸插入尿液深度不可超过 MAX 标志线。

未到排卵期的结果：测出有 2 条线，下面一条是检测线，上面是对照线，下面一条颜色比上面浅，表示到排卵期，但尚未到排卵高峰，此时需要连续每天测试。

排卵期的结果：测出来有 2 条线，下面一条是检测线，上面一条是对照线，下面一条颜色比上面深或者一样深，表示将在 24~48 小时内排卵。这就是要宝宝的最好时候！

排卵期已过的结果：测出试纸上端只有 1 条线，表示未到排卵期或排卵高峰已过。

何时开始检测排卵

因为每月的排卵时间不同，造成月经的提前或滞后。所以正常月经周期（28天）的女性一般从经期开始为第1天算，第12天开始测试；月经周期30天的从第14天开始测试，以此类推。

如果只见对照线，没有反映线，可以隔一两天一测，一旦出现浅红色反映线，说明已经进入排卵期，但还没到排卵高峰期，这时需每隔24小时测一次，因为高峰只有1天，且这1天的前后，反映线都比对照线要浅，所以如果不坚持每天测容易错过排卵高峰，就会让人误认为无排卵，直到反映线和对照线颜色相同或比对照线深，说明将在24小时之内排卵，此时是怀宝宝的最佳时期。所以一个周期一般连续测四五天就可以测出排卵高峰，每天测量上午10点至晚上8点之间的尿液进行观察。注意测试前不能喝酒及过多饮水。

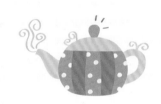

▲ 打开排卵试纸包装后，应在1小时内尽快使用。

别用晨尿进行排卵测试

很多备孕女性习惯用晨尿来进行排卵测试，这是不科学的。如果用晨尿的话，经过一晚上的尿液浓度过高，容易将LH测成峰值，即有可能把弱阳测成强阳而误导真正排卵的时机。

需要特别注意的是，如果是早孕试纸，则应选用晨尿。

女性在排卵期的注意事项

◆ 排卵期内，洗浴最好选择淋浴，清洗私处用清水即可，不宜使用洗浴用品。

◆ 卫生用品选择宜谨慎，少用添加了香料、颜料、中药的卫生用品。

◆ 方便后，卫生纸应从前向后擦拭，以免肠道细菌侵入阴道，引起炎症。

◆ 分泌物增多时，洗浴后，要在私处较干之后再穿内裤。

◆ 床上用品要经常更换，保持清洁。

◆ 内衣裤宜选用棉质的，且清洗时宜与其他衣服分开，炎热的季节，注意不要穿紧身裤袜。

总之，女性在这个时期一定要注意各种安全防护措施，不要让自己受到疾病侵扰。

在连续几天测排卵的过程中，应尽量采用每天同一时间的尿样为好。

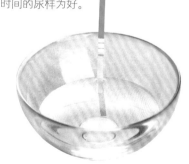

基础体温法——操作简单

基础体温，指经过 6~8 个小时睡眠后，体温在没有受到运动、饮食或情绪变化影响时所测出的体温。

在一个正常的月经周期内，女性基础体温会有周期性变化。月经开始后一两周内是基础体温的低温期，中途过渡到高温期后，再返回低温期时，即开始下次月经。从低温期过渡到高温期的分界点那天，基础体温会降到最低，以这一天为中心，前两日和后三日称为排卵期，即易孕阶段。

● 多种方法综合判断排卵期

理论上，基础体温的变化应该呈现前低后高的状态，体温最低点是排卵日，但部分女性的基础体温即便符合上述规律，却没有排卵，这与卵泡黄素化有关。另外，许多女性根本测不出来这种前低后高的体温变化，比如一直处在低温期，但却是有排卵的，这可能是因为这些女性本身的基础体温对孕激素的刺激并不敏感。所以建议结合排卵试纸法或 B 超法共同监测排卵期。

● 测量方法

1. 到药房购买专用的女性基础体温计，这种体温计刻度精准，能测出较精确的体温。

2. 早晨睡醒后，第一件事就是测量体温，并将测量出的基础体温记录下来。

3. 每天要在固定的时间测量，若每天测量时间间隔较长，则可能使数据失去意义。

4. 记录的体温做成一目了然的图表，才能发挥它最大的作用。感冒、腹泻、发烧、饮酒过度、晚睡晚起之类的情况，应特别注明，以作为体温变化判断的参考。

下图是月经周期为 28 天的女性 10 月和 11 月的基础体温表。低温期持续 14 天后，开始排卵，然后进入 14 天高温期。如果没有怀孕，基础体温将迅速下滑。如果怀孕，将会停经，高温期将会延续至怀孕第四个月。如果低温期持续时间很长，甚至始终为低温期，有可能没有排卵，应及早向医生咨询。

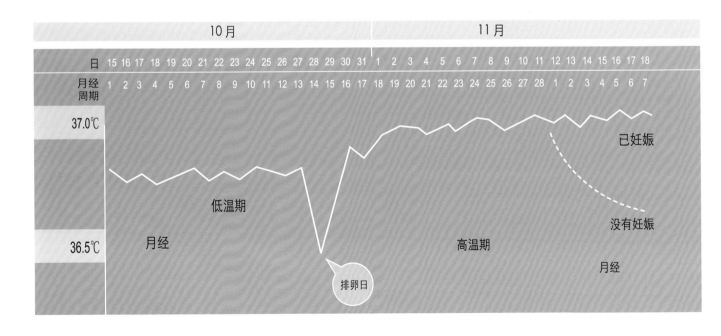

下腹疼痛是排卵信号

由于受性激素的影响，女性每个月经周期都会有卵泡的发育和成熟。因卵泡中充满着液体，在排卵期会随着压力的增加向卵巢表面膨出。当压力足够大时，卵泡破裂卵子排出，此时常伴有极轻微的出血，当出血点刚好正对着腹膜，就可刺激腹膜产生隐隐约约的疼痛感。这种疼痛的感觉就是排卵的信号，这一天也正是排卵日。

找对排卵期，然后呢

男性的精子随时都在生成，每天都可排出，一个健康的男性，每秒钟能生成 1000 多个精子，每天能制造出 1 亿多个精子。比起男性来，女性生产的卵子数就少得可怜。正常女性每个月仅发育成熟一个卵子，一年排出成熟的卵子约 12 个，即有 12 次左右的机会受孕。因此，准确抓住排卵日期安排性生活，就是抓住了受孕的最佳时机。所以，想要快点怀上宝宝，就要找准排卵期，找对了排卵期后，女性就应该根据自己的排卵周期规划好同房的日期，争取在排卵期怀上宝宝。

一般来说，精子排出体外后，在女性生殖管道中平均的存活时间分别为，阴道 0.5~2.5 小时，宫颈 48 小时，子宫 24 小时，输卵管 48 小时。而一个卵子从卵巢排出，在输卵管内存活时间为 12~16 小时。受精的发生是在输卵管的卵丘或附近。虽然排卵后产生的一些趋化因子会加速精子的运行速度，但是排卵后精子才能进入女性体内，就很有可能失去很多受孕机会。所以专家建议，在排卵前 1 周每 2 天性生活 1 次，这样可使精子提前或准时到达输卵管和卵子擦出火花。

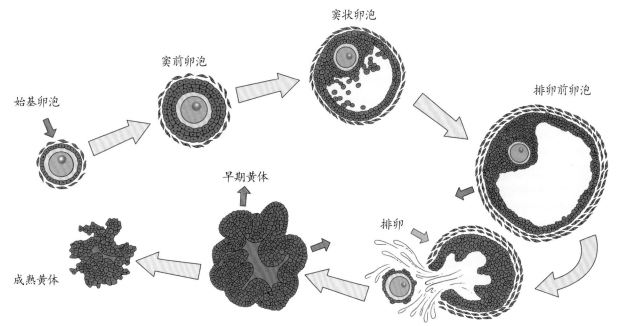

卵泡的发育和排卵过程

性生活越和谐，宝贝越聪明

和谐的性生活是爱情的升华，宝宝则是爱情的结晶。在浪漫的时刻，抛掉所有烦恼，全身心投入，高潮既是享受，也是受孕的好机会。性生活和谐的夫妻孕育的孩子更聪明，所以夫妻之间多制造点小浪漫吧！

性生活不和谐的影响

◆ 对双方心理健康而言，容易造成双方情志不畅。

◆ 对女性身体健康而言，会影响排卵和输卵管的正常活动。

◆ 对男性身体健康而言，可能影响勃起功能和持续时间，容易出现早泄等问题。

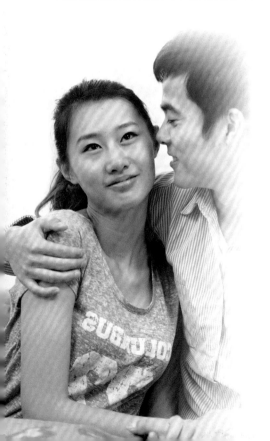

性生活可不是越频繁越好

生活中有那么一部分人，由于性生活安排不合理，影响了受孕的概率，使婚后两三年尚未能生育孩子。性生活过少或过频对受孕都是不利的。性生活频率过低，精液贮藏时间过长，精子会出现部分老化或失去竞游的活力。女性每月仅排卵一次，卵子的受精活力亦只能保持十几个小时的高峰时间，低频率的性生活很容易错过这个宝贵而短暂的受孕机会。性生活过频势必影响精子数量，这种质量不高的精液，即便遇上了排卵期也未必能受孕。

最佳的频率并不是一成不变的，要因人而异，因地制宜，要综合考虑到夫妻双方的体质、营养、体力、周围环境等因素。比较合理的基本原则是：排卵期之前5~7天，养精蓄锐待命出击；排卵期前后的1周内，增加次数，在体力和体质允许的情况下，隔日或3天一次。这样既可以提高受孕概率，又可以保证受孕质量。

把握性高潮，生个好宝宝

和谐的性生活是受孕的基础，而性高潮有利于受孕。有研究表明，女性在性高潮时孕育的孩子会更聪明。

女性在达到性高潮时，阴道的分泌物增多，分泌物中的营养物质如氨基酸和糖增加，使阴道中精子的运动能力增强。同时，阴道充血，阴道口变紧，阴道深部皱褶却伸展变宽，便于储存精液。子宫颈口松弛张开，宫颈口黏液栓变得稀薄，使精子容易进入。性快感与性高潮又促进子宫收缩和输卵管蠕动，帮助精子上行。这一切，都非常有利于受孕。

所以，适当学习一些性心理与性生理知识，共同实现性高潮，一方面可提高性生活质量，另一方面还会增加受孕的机会。

容易受孕的性爱姿势

一般说来，受孕的最佳体位是男上女下、平躺仰卧位。这样的体位便于位于上方的男性使阴茎更深更近地触到女方宫颈，射精直接射在宫颈周围，相当于无形中帮助精子更快更容易地经过子宫颈而进入宫腔，去找等候在输卵管内的卵子。平躺仰卧的姿势方便精液在宫颈口周围停留，为精子进入子宫创造了有利条件。男方在最后冲刺的时候，尽量接近宫颈深处，也是使精子路程缩短的方法。

当然，其他姿势也可以很好地受孕，比如后入位式、并排卧式等。

另外，一般认为立位和坐位是不容易受孕的同房体位。因为性生活时女性生殖器官下垂，阴道口开放，性生活结束后绝大部分精液随着阴茎的抽出而流出体外，受孕概率比较低。所以想要怀孕的夫妻不建议采用这两种体位。

制造浪漫和激情，就会有惊喜

抑郁、快乐等心理状态能引发激素和化学物质的分泌改变，从而影响精子和卵子。当人体处于良好的精神状态时，体力、精力、智力、性功能都处于高峰期，精子和卵子的质量也高。夫妻生活时情绪快乐、心情舒畅、平和，这种"情绪记忆"会以基因的形式遗传给宝宝，不仅利于受精卵着床，让胎宝宝身体更加健康，还有利于其将来形成快乐的性格。做丈夫的要重视妻子的感受并使妻子达到性高潮，这对于得到一个健康聪明的宝宝至关重要。

所以，备孕夫妻要注意在日常生活中多交流、多沟通，并给双方自由的空间，使夫妻关系更加融洽，在性生活前适当地多制造一些浪漫，使双方都得到满足，有利于孕育聪明的宝宝。

多给对方制造点小惊喜，会让夫妻间感情更亲密，有利于孕育聪明的宝宝。

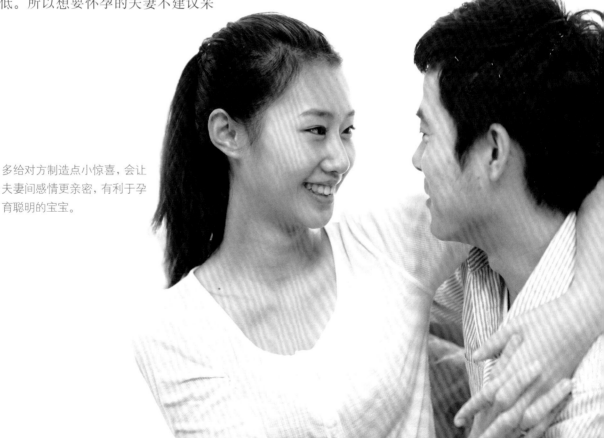

良好的居室环境能助孕

环境是一切的基础，为了未来宝宝的健康，营造一个最佳受孕环境是非常有必要的。居室应保持清洁安静、阳光充足。24~26℃是最适宜的温度，经常给房间通风换气，使室内的二氧化碳及时排出，补充进来新鲜的空气。杂乱的居室、噪声的干扰、无隔离的设施等，都会严重影响性生活的质量和数量。

温馨整洁的居室，朦胧柔美的光线，赏心悦目的床上用品，充满爱意的眼神，轻柔的触摸，这些都会通过双方的感官传入大脑，激发和加强性的欲望，增加性爱的美满度，促进性高潮的到来。良好的居室环境，是保证夫妻双方性生活美满的重要条件之一。有的夫妻因条件所限，居住环境拥挤，影响性生活质量。长此以往，自然影响生育。

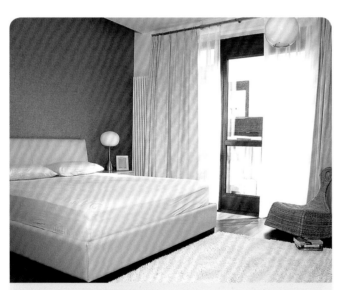

创造良好的居室环境
经常给房间通风换气，使室内的二氧化碳及时排出，补充进来新鲜的空气。让阳光充满整个房间，愉悦夫妻双方的心情。

沟通，给你更好的

许多夫妻可能由于传统观念的影响，从来没有对性生活进行过沟通和交流。其实双方要想提高性生活的质量，使双方都更加满足，就应该在性爱过程中注重沟通和交流。这种交流，可以是眼神的暗示，也可以是动作的提醒，还可以在性爱结束后主动与对方交流感受，这样对方既能够感受到你的体贴，也能够使性生活越来越和谐。有调查表明，凡是经常进行性交流的夫妻，其性生活满意度较高，反之则较逊色。所以备孕夫妻不要觉得尴尬，应坦诚、真切地告诉对方自己的感受。

同房后这样做，受孕更容易

许多夫妻选在排卵期同房是为了增大受孕机会，但是许多人却不了解同房后需要注意的细节，做到这些细节可以增大受孕的概率。

不管是哪种体位，性生活后最好不要立即起身，应该平躺着休息一会儿，避免精液外流，增加受孕概率。为了达到更好的效果，女方可以抬高双腿，还可以用枕头将臀部垫高，建议保持30分钟。另外注意在性生活前排空膀胱，以免同房后因为排尿而起身，也不要在性生活后立即淋浴。

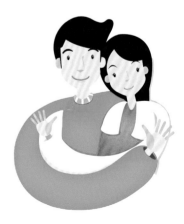

双人运动助性燃情

喜好运动的女性，大多数在性生活时更容易兴奋，或者性兴奋度增高，或者性高潮时间提前，甚至部分女性性高潮体验非常强烈；喜好运动的男性，95％的人在参加运动 3 个月后，性功能和性高潮都会有所改善，勃起障碍的风险也会降低 30％。

备孕夫妻可以一起做双人瑜伽或双人韵律操，一起运动能让你们彼此的身体更合适、更默契。美国人用了一个非常经典的词来形容这种恋人间的行为——"非性交性快感"。

当然，运动的目的不是为了成为运动健将，而是为了更好地享受性生活。如果运动量过大，过度消耗了体能和脂肪，性激素分泌则会减少，反而抑制了"性趣"。所以，运动要适量，并因人而异。每周有氧运动 2~4 次，每次持续时间在 30~45 分钟，心率 100~124 次 / 分，这样既能使体重日趋标准，又能提升性反应。两人一起做运动，效果更明显。

性爱卫生不容忽视

除了在月经期要注意个人卫生之外，性生活的卫生也是不容忽视的。有关专家表示，不注意性生活卫生，会加大生殖道感染的概率。

男性的包皮与龟头之间常藏有白色的包皮垢，里面有很多细菌，如不及时清洗会造成阴茎头和包皮炎。有时候男性可能并没有任何症状，却可以通过性生活使女性感染。包皮垢还是女性宫颈癌的发病因素之一。女性尿道、阴道、肛门紧邻，病菌容易相互感染，如果事前不做清洗，阴道口的污物很容易被带入阴道内，引起炎症。因此，房事前男女双方一定要仔细地清洗外生殖器。男性要注意洗净阴茎、阴囊，并将包皮向阴茎根部牵拉，以充分暴露出阴茎头和冠状沟，并清洗干净。女性清洗外阴要注意大小阴唇间、阴道前庭部，阴道内则不需要清洗。

房事后，男性的精液和女性阴道分泌的黏液会粘在外生殖器上，也要及时清洗，否则很容易滋生细菌。房事后还应排尿一次，让尿液冲洗尿道口，可把少量的细菌冲刷掉，预防尿路感染。尤其是女性，一定要注意。但排尿要在精液进入子宫颈以后。

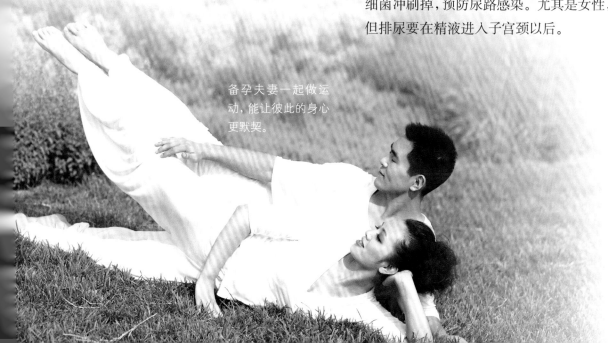

备孕夫妻一起做运动，能让彼此的身心更默契。

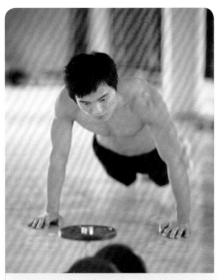

每天做 20 次以上俯卧撑

如果男性俯卧撑能力强，他的体能会更好，性生活时动作更有力度，也更加持久。

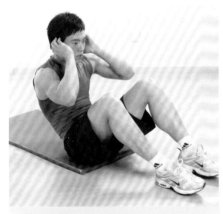

坚持做仰卧起坐

可以有效锻炼腹肌，提高腰椎的灵活性和稳定性，也有助于提高性生活质量。

提高男性性功能的运动

众所周知，健身能够强身健体。对于男性来讲，适度锻炼更能为孕育助力。适量的健身运动可调节人体自主神经的功能，使男性体内雄性激素、睾酮含量增多，性欲大大增强，精子活力增强，数量增多。所以，合理的体育运动可大大地改善性生活的质量和乐趣，减少阳痿的发生。

提高男性性功能的运动主要以锻炼腰腹部、提升臂力为主，全身锻炼为辅，主要有跑步、滑冰、游泳、俯卧撑及仰卧起坐等。

仰卧起坐、俯卧撑、提肛这三项运动，可以让男性下体周围肌肉张力、收缩功能增强，并增强局部血液循环扩张、充血，促进男性下体血液充盈，从而增强男性的性功能。这是三项很普通的运动，一般人都可以做到。仰卧起坐和俯卧撑，每项每天至少做 20 次，而提肛运动随时随地都可以做，它的感觉就像小便时突然停顿似的。

锻炼阴茎的简易办法

相对于锻炼身体，直接锻炼阴茎也可以有不错的效果。主要有下面几种方法：

洗澡：在洗澡的时候，将喷头对准阴茎前端和根部周围（可翻开包皮露出龟头），数十次较强的水压对穴位进行集中热水流按摩，可直接活跃支持勃起的韧带和神经。也可以利用水温的不同对阴茎进行刺激按摩，这样效果会更好一些，但不适合体弱者。

用手指按压阴茎：不管阴茎是疲软状态还是勃起状态，反复持久地用手指抓捏阴茎（做握紧和放松动作），可增强阴茎神经和血管等的活力，有效提高性能力。

提肛运动：日常生活中，多做提肛运动，可活跃协同阴茎勃起的盆底肌肉和韧带强度，还可以改善会阴部的血液循环。

上面说的三种锻炼方式，最好每天 1 次，每次持续几分钟。避免时间过长，刺激过强，否则容易导致支持勃起的肌肉和神经疲劳，适得其反，甚至造成阴茎损伤。另外，频率合理、愉悦的夫妻生活，就是最简单坚持的阴茎锻炼方式。

改善阴道松弛的简单训练法

女性可以通过一些简单实用的锻炼方法，改善阴道松弛的情况，提高性爱质量。

缩肛运动：主动收缩肛门，一提一松，算是一次。晚上临睡前和早晨起床时，坐车、行走、劳动时都可以做。缩肛运动锻炼了耻骨尾骨肌，可以增强女性对性生活的感受，使其更容易获得性高潮。

屏住小便：在小便的过程中，有意识地屏住小便儿秒钟，稍停后再继续排尿。经过一段时间的锻炼后，可以提高阴道周围肌肉的张力。要注意，屏住小便的时间不宜长。

收缩运动：仰卧，放松身体，将一个戴有无菌指套的手指轻轻插入阴道，然后收缩阴道并夹紧，持续3秒钟后放松，重复几次。时间可以逐渐加长。

其他运动：走路时，有意识地要绷紧大腿内侧和会阴部肌肉，反复练习。

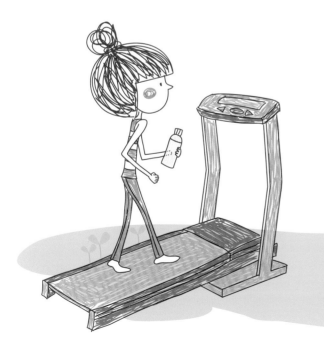

提高女性性功能的运动

美好的性爱，不仅仅是夫妻两人的需求，也是要个健康宝宝的前提。下面这些简单的运动可提高女性的性功能。

游泳：蛙泳、蝶泳最适合女性，可以有效预防子宫脱垂、直肠下垂、膀胱下垂等疾病，还能增强腹部肌肉，提升女性做爱时的感觉。

骑自行车：可以锻炼女性的腿部关节和肌肉，对踝关节也很有锻炼效果，更重要的是可增强女性性功能。

散步：坚持每天散步30分钟以上，有利于减肥和保持体型，也能提升女性的性欲望。

排球：对臀部肌肉和腹部肌肉的锻炼效果尤为明显，同时能提高各项动作的灵敏性和协调性，有助于享受更多床笫间变化的乐趣。

臀部按压：坐在椅子上，将手放在骨盆两侧，帮助臀部用力向下压坐垫，同时用后背挤压椅背。重复3次，然后将臀部向左右移动。当骨盆能够胜任灵活运动时，才能轻松地享受性爱。

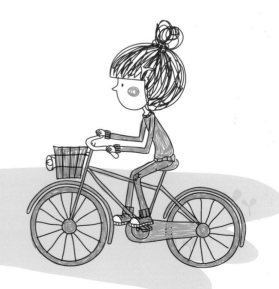

改变生活方式，不让宝宝"受伤"

以最佳的身体状态迎接宝宝，是做父母的职责。细节决定结果，远离烟酒、换下牛仔裤、保持理想体重……所有的细节都是为了迎接那个美丽的天使。所以从你们决定要宝宝的那一刻起，就要进行生活、工作的调整，特别是要改变不良的生活方式，让宝宝在孕育伊始就是棒棒的！

亚健康信号知多少

◆ 感觉记忆力下降，注意力很难集中。思维运转缓慢，常常出现"反应迟钝"的情况。

◆ 常常产生自卑感，觉得压力大。很难高兴起来，即使在做快乐的事情时，也会隐隐觉得不安。

◆ 免疫力明显下降，是感冒或一些小炎症的"钟爱者"。

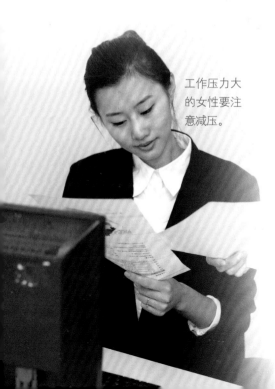

工作压力大的女性要注意减压。

调理亚健康，好孕自然到

亚健康是现代年轻人尤其是白领们的通病，这不仅对身体健康不利，还会影响孕育宝宝，这可不是危言耸听。因为处于亚健康状态的人，在精神、身体素质方面会呈现出疲态，而心理压力、身体素质都将直接影响生育。处于亚健康状态的育龄夫妻身体素质也会下降。

长期处于亚健康状态的女性，其卵巢促生卵细胞的功能会大大降低，严重者会出现内分泌紊乱现象。长期处于亚健康状态的男性，精子活性下降，精子数量也会减少，给孕育造成困难。孕产专家提醒现代年轻人，要善于调节工作中的压力，在闲暇时间里多做运动，放松心情。

别再熬夜啦

许多人有熬夜的习惯，而且运动极少，生活极其不规律。长期睡眠不足可导致免疫功能下降，而且还会损伤心、肝，不利于孕育。所以备孕前的几个月，甚至是一年时间，需要调整睡眠，使身体得到良好恢复。

固定的时间入睡。每晚大约 10 点，最晚 11 点入睡，在早上 6 点左右便会自然醒来。睡前不要吃得太饱，吃得太饱容易做噩梦。睡前 2 小时停止进食（水除外）。

穿宽松的睡衣。60% 有腰痛、痛经症状的女性，是因为睡觉时穿过紧的内裤引起的，睡觉时应选择棉质宽松的睡衣、睡裤，这样才有利于睡眠和健康。

睡前泡澡。以能承受的热水加一些粗盐，水位到肚脐为佳，浸泡 10~20 分钟，可起到沐浴的效果。

孕前 360° 防辐射

容易忽视的辐射：你需要找出隐藏在家中、职场和医院中的辐射源，与它们保持安全距离。最好减少使用手机的时间，不用手机时应放在离自己至少 30 厘米远的地方；孕前和怀孕初期最好不要暴露于 X 光之中，避免受到伤害；还要远离微波炉。需要特别提醒有怀孕计划的女性，在单位体检或者做其他检查需要做 X 射线时，一定要告知医生你有近期怀孕的打算。

摆放家用电器：不要把家用电器摆放得过于集中，特别是电视机、电脑、冰箱等，更不宜集中摆放在备孕女性和孕妈妈卧室里，还要注意缩短使用电器的时间。另外，家用电器在不用的时候要记得拔掉电源。

调岗位：如果备孕女性在 IT 行业或是电视台工作，需要频繁、大量接触电子仪器，这就需要考虑调离原岗位，或者做好必要的防护措施。大量的辐射可能对你的生殖系统或者未来的宝宝造成伤害。

穿防辐射服：如果你的工作环境必须面对大量电脑，那么建议在准备怀孕期间就开始防辐射，可以提前穿上防辐射服。

用电脑时间：你每天使用电脑的时间不宜超过 4 小时。孕期前 3 个月，也就是胎儿器官形成期，尽可能减少使用电脑次数。

打印机和手机也别忽视：大家往往易忽视打印机和手机的辐射。备孕女性在工作中要减少使用打印机的次数。尽量用座机，如果必须使用手机，也要减少通话时间。

久坐不动要改正

久坐不仅会让人腰酸背痛，还会影响受孕。女性久坐后，血液循环变缓，盆腔静脉回流受阻，易出现腹部隐痛、腰骶酸痛、分泌物增多等情况，不利于受孕。

男性久坐后，阴囊长时间遭受压迫，静脉回流不畅，男性的性功能和生育将受到影响。此外，男性久坐后，阴囊过久地被包围、受压，其温度调节能力受到影响，而精子生成需要适宜的温度，久坐不利于精子生成。因此，备孕夫妻要改变久坐的习惯，注意提醒自己每工作 1 小时就要站起来活动 5~10 分钟，到室外走走，或者做做伸展操。

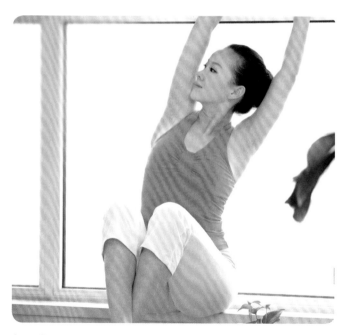

每工作 1 小时就活动一下 久坐不动会影响血液循环的速度，不利于受孕。所以，备孕女性每工作 1 小时应活动 5~10 分钟。

备孕期改变避孕方法

在计划要宝宝之前，避孕是每对夫妻都要做的事情，但并不是每种避孕方法停止后都能立即怀孕。避孕药因其方便、可靠，为很多女性所接受。虽然根据最新研究表明，短期服用短效避孕药的女性可以在停药当月怀孕，但是服用长效口服药的女性则最好在停药后 6 个月再怀孕，因为避孕药有抑制排卵的作用，并会干扰子宫内膜生长发育。还有很多女性采用的是宫内节育器（即我们通常所说的"环"）避孕，则要提前 3 个月将环取出。备孕的这段时间，可以使用避孕套避孕，也可以采用安全期避孕的办法。

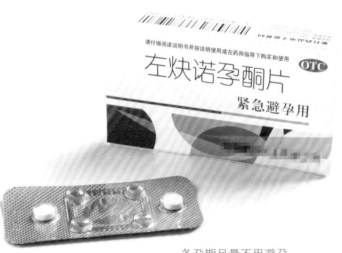

备孕期尽量不用避孕药，否则会干扰子宫内膜生长发育。

戒烟戒酒戒咖啡，说到还得做到

对备育男性来说：长期吸烟饮酒喝咖啡会影响精液的质量，增加畸形精子的比例。精液生成周期为 80~90 天，也就是每 3 个月左右生成一批新的精子。因此，为了保证精液质量不受烟酒的干扰，至少应该在备孕前 3 个月戒掉烟酒，少喝或不喝咖啡，从而保证正常的精液孕育后代。

对备孕女性来说：长期吸烟会对女性的生殖系统造成伤害，影响卵巢功能，导致内分泌失调进而不孕，还有可能让绝经期提前 2~3 年。怀孕期间吸烟还容易引发流产、宫外孕、低体重儿、唇腭裂等。女性饮酒容易使脂肪堆积，皮肤粗糙，易致骨质疏松，还会影响卵巢功能，增加受孕的难度；月经期饮酒易导致月经量增多等。孕前和孕期大量饮酒可能会导致新生儿出现低体重、心脏畸形以及大脑发育不完整等问题。备孕女性饮用大量咖啡，也会对卵子的形成带来不利影响，增加受孕难度。

拒绝二手烟：一想到未来的宝宝，戒烟戒酒戒咖啡就没那么困难了。但是二手烟的危害仍然很大，下面这些措施可以帮助减轻二手烟影响。每次被动吸二手烟后都立即洗脸和洗手；每天睡觉前洗澡，换掉被二手烟污染的衣服并尽快清洗，避免将二手烟带到床上而扩大影响。

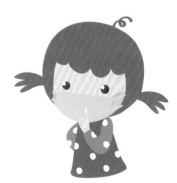

备孕期不可自行用药

药物对胎儿的影响不容忽视，备孕期间使用药物很可能会影响到精子、卵子，甚至受精卵。某些药物，如抗生素、激素会影响受精卵发育，导致胎儿发育异常。备育男性也同样要谨慎用药，某些药物可干扰蛋白质合成，影响精子 DNA 信息，使遗传物质的成分发生改变。

所以，备孕期患病不要自行用药，最好咨询妇产科医生后再决定是否服用。计划怀孕前的 6~12 个月，夫妻双方要慎重服用各种药物，孕前两三个月尽可能停止使用所有药物。

适宜体重才好孕

新的研究显示，肥胖男性与腰围正常的男性相比，劣质精子更多。如果肥胖男性与肥胖女性结合，两人的肥胖就会叠加起来形成放大效应。肥胖影响男性精子数量和质量的原因，可能是脂肪组织会影响到性激素代谢；也有说法是因为肥胖男性的体温比正常人高，阴囊部位的温度高，从而直接影响到睾丸的生精能力。相反，如果体重过轻，也影响生育。

过瘦，是孕育路上很大的障碍。有专家将人体脂肪称为"性脂肪"，意思是说，女性体内如果没有足够的脂肪，就会影响体内激素的分泌，影响生殖系统的功能，影响性欲。如果长期过于消瘦，将来即使增肥，生育能力也会受到影响。哈佛大学公共卫生学院的弗里希教授说，"青春期女孩如果身高 1.6 米，她的体重必须至少45 千克，将来才能生育，同样身高的成熟女性体重必须超过 50 千克，才能不断排卵。"可见体重适宜对生育的影响。相反，如果女性脂肪过多，会引起内分泌和脂肪代谢紊乱，使激素比例失调，出现卵巢功能失调，从而出现排卵问题，最终导致怀孕概率降低。

一般认为，女性体重指数在 20~25 是标准体重，生殖能力也最旺盛，男性体重指数在 20~25 的拥有较高水平的正常精子。

体重指数（BMI）计算公式：

$$\frac{\text{体重} \boxed{} \text{千克}}{\text{身高} \boxed{} \text{米 X 身高} \boxed{} \text{米}} = \text{BMI} \boxed{}$$

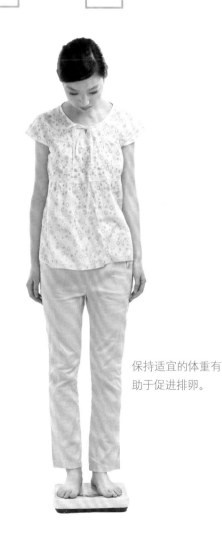

保持适宜的体重有助于促进排卵。

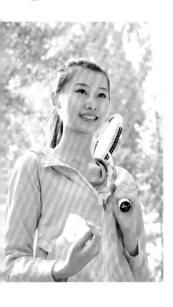

每周 3 次运动，宝贝自然棒

适宜的运动不仅可以强健备孕夫妻的身体，还能帮助男性提高精子的质量和力量，帮助女性调节体内激素平衡，增强免疫力，让受孕变得轻松起来。建议备孕夫妻双方坚持每周至少运动 3 次，每次锻炼时间不少于 30 分钟。备孕夫妻可在孕前 3 个月就制订好健身计划，并互相监督，彼此鼓励坚持。备孕期适宜的运动有以下几种，备孕夫妻可根据情况选择。

备孕夫妻一起运动
更健康，更好孕

1 散步： 没有什么运动比散步更大众化了，它不需要太大的投入，却可以有很大的收益。散步尽量挑选空气清新的环境，注意不要穿鞋跟太高的鞋。

2 慢跑或快走： 慢跑或快走比散步消耗的热量大，对心脏和血液循环也有很大的好处，备孕夫妻每天进行锻炼，会精力充沛，提高身体免疫力。运动前应先排空膀胱，换上宽松舒适的衣服和运动鞋。

3 游泳： 游泳是一种全身均衡的运动，会使身体的各个部位都得到锻炼，从而增强体质。男性经常练习蛙泳可增强性功能，女性经常练习蝶泳可锻炼盆腔。

4 瑜伽： 瑜伽使人身心放松，同时还可以提高整个肌肉组织的柔韧度和灵活度。并且练习瑜伽能加速血液循环，能够帮助备孕女性更好地掌握呼吸控制方法，有利于日后分娩。

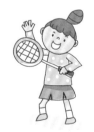

5 羽毛球： 羽毛球是一种有氧运动。备孕夫妻下班后打打羽毛球，既轻松又快乐，还可以使腰背部肌肉得到锻炼。

排球：排球会使人头脑更加灵活，而且可以使臂部肌肉和腹部肌肉得到锻炼。备孕时夫妻双方练习排球，可为未来宝宝的健康打下坚实的基础。

跳绳：跳绳时身体的上下颠簸，可以抖动体内的五脏六腑，对子宫及其周围的韧带、系膜等也都可以起到震颤、按摩的理疗作用。跳绳可有效减少宫外孕的概率。需要注意，在精子进入体内的 20 个小时之内，最好不要跳绳，以免影响精子和卵子的结合。

郊游：备孕夫妻可以有选择地进行一些登山、郊游等户外活动，既可以调节心情，又能适度锻炼身体，但是要注意活动强度和时间。

太极拳：太极拳是群众性健身的一项主要运动，属于中强度有氧运动，其锻炼原则主张运柔成刚，达到刚柔相济，有利于提高人的心肺功能。女性练习时可选择其中轻松、柔和的动作。

普拉提：普拉提与瑜伽类似，但动作更强调对腰腹肌肉的训练，不仅有利于怀孕和生产，而且对于产后身材恢复也有明显的帮助，是适合任何年龄段女性进行的运动方式，特别是那些缺少运动、长时间与电脑打交道的上班族。

备孕运动注意事项

◆ 运动之前要做热身，避免在运动中引起肌肉、韧带拉伤或关节扭伤。

◆ 每次锻炼的强度不要过大，以身体不感到疲劳为宜，锻炼时间不要太长。每周跑步超过 30 千米或每天剧烈运动超过 1 小时可能会影响女性正常排卵。

◆ 女性应选择对体力要求较低的运动，如慢跑、瑜伽、游泳、郊游等。

◆ 男性不宜选择较为剧烈的运动方式，如长时间骑车、橄榄球、骑马等。

◆ 一定要坚持运动。如果做不到每天运动，至少要做到每周三次半个小时的有氧运动。

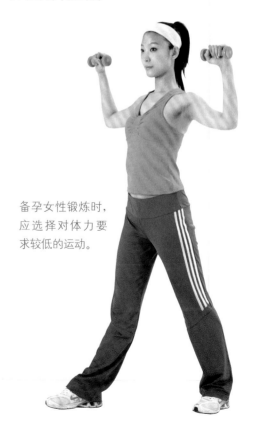

备孕女性锻炼时，应选择对体力要求较低的运动。

备育男性手机别放裤兜了

研究发现，经常携带和使用手机（每天超过 4 小时）的男性精子数目会减少 30%。有些男性喜欢把手机塞在裤子口袋里，这对精子威胁更大。男性的生殖细胞和精子对电磁辐射非常敏感。现如今手机是使用频率非常高的通信工具，其辐射很难避免，将手机放在离睾丸比较近的裤兜里，无疑是"雪上加霜"。

因此，备育男性要养成良好的使用手机的习惯，比如尽量让手机远离腰、腹部，不要将手机挂在腰上或放在衣服口袋里；在办公室、家中或车上时，把手机摆在一边；外出时可以把手机放在皮包内，使用耳机来接听。同时建议每天使用手机的时间不超过 4 小时。

备育男性趴着睡不太好

很多人喜欢趴着睡，习惯了并没有觉得有什么不好。有研究报告表明，有大约 40% 的性功能障碍是由不良睡觉姿势引起的，其中趴着睡（俯卧）影响最大。因为趴着睡会使男性阴囊温度升高，并且这些热量不容易及时散发出去，对精子生长有不良影响，甚至会影响生育。趴着睡还会使心脏受到压迫，影响男性身体的血液循环，包括生殖器官的血液循环。而长期血液供给不足，有可能导致男性勃起功能障碍。改变一个长期养成的习惯不是件易事，但是为了宝宝，为了自身的健康，一切努力都是值得的。

备育男性少穿紧身牛仔裤

有些男性喜欢穿紧身牛仔裤，有些人甚至连内裤也偏好紧身的款式，殊不知害处多多。紧身牛仔裤会压迫男性生殖器官，长期压迫会造成阴茎弯曲；且牛仔裤不透气，散热不好，会造成阴囊温度升高，从而影响精子的生成，雄性激素的分泌也会减少，进而可能造成不育；此外紧身牛仔裤还会使阴囊处于密闭状态，空气不流通，这就容易使细菌滋生，引发生殖器官的炎症。这些都是容易导致不育的因素。

所以备孕男性应尽量常穿宽松的衣服，给精子一个宽松、卫生的环境，因为只有适宜的温度，才可以换来宝宝的健康和幸福。

手机使用的不良习惯

◆ 拨电话时手机紧贴耳朵。可在接通后再放在耳边，接电话时也可以等待几秒后再接通。

◆ 躲到墙角接电话。墙角等狭小区域信号弱，辐射会增加。

◆ 一只耳朵煲电话粥。长时间通话应注意更换耳朵或改用耳机。

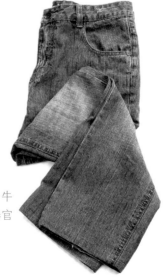

备育男性应少穿紧身牛仔裤，以免引发生殖器官炎症，导致不育。

备育男性注意远离高温环境

男性的性器官阴囊内包裹着睾丸，睾丸是产生精子的地方。阴囊对温度的变化非常敏感，而适宜的温度对精子的产生有很大影响。医学发现，阴囊内温度比身体内温度低 1~1.5℃，是产生精子最适宜的温度。若阴囊内温度过高，精子产生就会出现障碍。若备育男性使阴囊长时间处于高温环境中，会出现精子数量减少、成活率低，甚至精子发育不完全等情况。因此，备育男性应在备孕前 3 个月远离高温环境，以确保精子的健康。

此外，备育男性应尽量避免导致阴囊温度过高的行为，平时不要洗桑拿浴，不要穿过紧的衣裤，不要长时间使用电热毯。在使用笔记本电脑时也不宜将笔记本电脑放在腿上，因为笔记本电脑发热会使男性生殖区域温度增高。如果工作处于高温环境下，先暂时调离一段时间，待妻子怀孕后再返回工作岗位。

蒸桑拿、泡温泉，想当爹的请远离

桑拿浴能够加快血液循环，使全身各部位肌肉得到完全放松，因此，不少男性喜欢经常泡桑拿浴，以解除身心疲劳。然而过于频繁泡桑拿，可能造成不育。

睾丸是产生精子的器官，在 35.5~36.5℃的恒温条件下精子才能正常发育。一般桑拿室温度可达 40℃以上，这会严重影响精子的生长发育，导致弱精、死精等病症。专家建议，对于想要宝宝的男士，洗桑拿并不是绝对不可以，但不要过于频繁。

备育男性暂时告别骑车运动

研究表明，每周骑自行车时间累计超过 5 小时的男性，相比其他男性的精子数量和精子活性都有所下降。数据显示，在缺少锻炼的男性群体中，23%的人精子数量偏低；而每周骑车超过 5 个小时的"骑车男"群体中，这一数值升至 31%。另外，40%的"骑车男"精子活性不足，同样高于不运动男性。

阴囊受伤或阴囊部位升温是骑车运动导致精子健康度下降的原因。备育男性应暂时避免强度过大的骑车运动，这样才有利于优生优育。

备育男性应暂时避免强度过大的骑车运动。

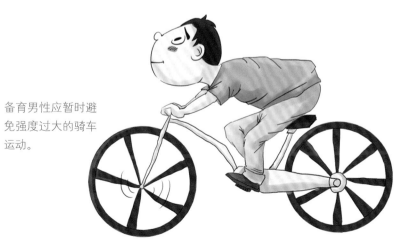

备孕女性衣服、鞋子要讲究

长时间穿高跟鞋不仅会让女性出现脚痛、腰痛等不适症状，还会使身体倾斜，增加骨盆腔位移、子宫位前倾的出现概率，减少受孕概率。

过紧的衣裤会对子宫及输卵管的四周产生极大压力，引起血液循环不畅。当脱下过紧衣裤时，输卵管的压力会减弱，但子宫仍会保持一段时间压力。长期如此，会导致子宫内膜异位症。

女性也不宜穿过紧的内裤。穿过紧的内裤，容易使肛门、阴道分泌物中的病菌进入阴道或尿道，引起泌尿系统感染。备孕女性穿着应以舒适、安全、健康为宜，宽松的衣服、舒适的平底鞋是最好的选择。

备孕女性香水要收起

香水中的成分比较复杂，大多数都含有 50~150 种成分，大部分又为化学成分，有一定毒性，会导致过敏，容易对胚胎产生不良影响。因此，不建议女性在孕前使用香水，尤其是劣质香水。

另外，有些香水中含有麝香，久闻麝香不易怀孕，怀孕的人闻麝香甚至会导致流产。麝香内含麝香酮、胆甾醇、甾体激素样物质等，能促使各腺体的分泌，有发汗和利尿作用，其水溶性成分有兴奋子宫作用，能引起流产，孕妈妈应禁用。需要提醒的是，夏天最常用的花露水就含有麝香的成分，备孕女性不要使用。

备孕女性化妆要谨慎

化妆品中存在的某些化学物质会通过皮肤进入体内，影响受精卵，进而影响胎儿健康。因此，在备孕期间，女性最好暂时远离它们，尤其是具有美白作用的化妆品。

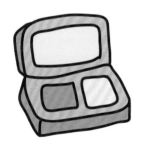 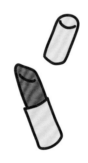 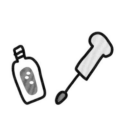 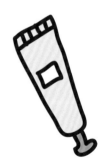

● 美白霜：很多具有美白作用的化妆品中含有铅。长期使用此类化妆品，铅透过皮肤进入体内，会对人体的消化道以及泌尿系统造成不可逆的伤害，备孕女性要小心。

● 口红：口红中有一种羊毛脂成分，会吸附空气中对人体有害的重金属微量元素。

● 指甲油：指甲油中有一种物质叫做"酞酸酯"，这种物质进入身体，不仅对健康有害，还会增加流产或畸形胎儿的可能。

● 染发剂：染发剂中含有某些化学物质，不仅对人体健康有害，还可能导致生殖细胞变异，备孕夫妻在使用时应谨慎。

备孕女性推荐腰腹部和骨盆运动

女性常做腰腹部和骨盆的锻炼，既能瘦身，又能舒展和活动筋骨，对以后的生育非常有利。这里列举了两个非常容易坚持的运动。每天早晚各做 2 次，每次 3 分钟。这个动作能够增强骨盆关节和腰部力量。

● 坐式侧腰伸展

双腿交叉盘坐，腰背挺直。吸气，将你的右手举过头部向左边伸展，当你伸展到极限的时候，呼气，感受右侧身体的拉伸。保持 5 秒钟。回复原位，然后再换另一边重复上面的动作。每边各 4 次。

● 扭动骨盆运动

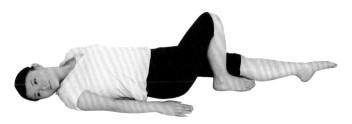

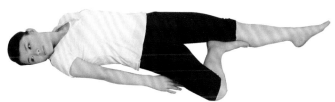

1. 平躺在床上，双手伸直放在身体两旁。右腿屈膝，右脚心平放在床上。

2. 右腿膝盖慢慢向右侧倾倒。

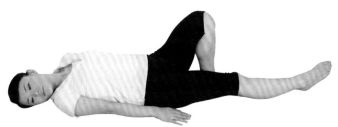

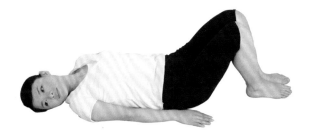

3. 待膝盖从右侧回复原位后，左腿屈膝做同样动作。

4. 双腿屈膝，并拢，慢而有节奏地用膝盖画半圆形，由此带动大腿、小腿左右摆动，注意双肩要紧靠在床上。

备孕女性可以静心冥想

也许你不是很爱运动，那么尝试静心冥想吧，这种看似简单的方法也可以有很好的锻炼效果。

1. 两腿自然交叉在一起盘坐，脊背直竖，两手心向上，把右手平放在左手心上面，两个大拇指轻轻相触。

2. 左右两肩稍微张开，使其平整适度为止，下巴内收，但不是低头。

3. 目光注视着前方两三米处，或者微闭双眼，脑海中想一件让你快乐的事，也可以是一个很美的自然场景，如海边、草地上、花丛中，用充分的想象力去感受，寻找身临其境的感觉；也可以专注于呼吸，去聆听均匀呼吸所产生的韵律。

室内花草摆放要健康

居室里放几盆植物，会让人感到生机盎然，神清气爽，所以许多家庭都会养一些花草。但对于备孕夫妻或者孕妈妈来说，不是每种植物都适合放在室内。香味过于浓烈的花，如茉莉花、丁香、水仙、木兰等，其香气会影响人的食欲和嗅觉，甚至会引起头痛、恶心、呕吐等不适症状。万年青、仙人掌、五彩球、洋绣球、报春花等，不小心接触到其汁液会引起皮肤过敏反应，出现皮肤瘙痒、皮疹等，严重的还会出现喉头水肿等症状，甚至危及生命。

有些花卉如夜来香、丁香等，会吸收房间内的氧气并释放二氧化碳。所以，对于备孕夫妻来说，室内植物宜选那些能吸收甲醛、抗辐射的，比如虎皮兰、吊兰、绿萝等。

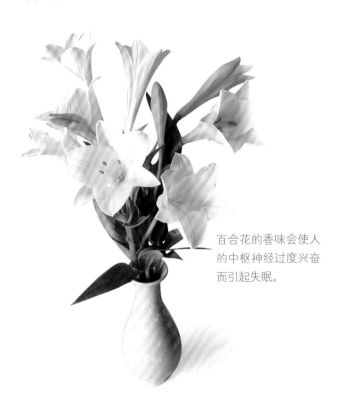

百合花的香味会使人的中枢神经过度兴奋而引起失眠。

暂时送走心爱的宠物

宠物可能会感染弓形虫，所以，在备孕阶段和孕期不适合养宠物。如果家有宠物，暂时送走吧。

男性感染弓形虫，会对生殖能力造成严重的危害，主要破坏精子的质量，进而影响其生殖能力。感染弓形虫的患者精液常规分析质量明显低于正常人，白细胞明显增多，个别病人看不到活精子。多数病人经抗弓形虫治疗后，精液质量明显好转。当男性不能正常生育的时候，特别是精液中白细胞高、精子活率低下或者大部分为死精子者，应该进行弓形虫感染指标的相关检查，如为阳性，则需及时治疗。

家里有小宠物的女性，在怀孕前要做一项叫做TORCH 的化验，这项化验包含了弓形虫、风疹病毒、巨细胞病毒、单纯疱疹病毒等易在怀孕早期引起宫内胎儿感染，导致流产、死胎、胎儿畸形等的抗体。还会检测其中两种抗体 IgM 和 IgG，可以知道是否适宜怀孕或怀孕后是否适宜继续妊娠。其中弓形虫喜欢寄生在猫和狗的身上，有时还有可能通过苍蝇、蟑螂以及未经充分加热的、含弓形虫的食物（如猪肉、牛肉等）而感染。因此，孕前注意饮食卫生，以及适时终止与宠物的亲密接触是非常有必要的。

其他适合摆放于居室的花草

◆ 夜晚 "氧吧" 代表性植物：仙人掌（球）类植物、蝴蝶兰、龙舌兰、芦荟等。这些植物在晚上吸收二氧化碳，放出氧气。

◆ 有杀菌作用的植物：文竹、秋海棠等。此类植物在弱光下可分泌灭菌气体，有利人体健康。

新装修的房子至少要晾半年

如果为了方便，想搬进刚装修完的房子再怀孕，那就大错特错了。新装修的房屋，有害物质尚没有散尽，持续的刺激会导致不孕不育，对孕妈妈的影响更大。目前室内装修最常见的有害物质主要包括甲醛、氡气、苯、二甲苯、氨、苯并芘、放射性材料等。

● 甲醛：会引起女性月经紊乱和排卵异常，还存在致癌的潜在风险。

● 苯：大量存在于油漆、防水涂料、乳胶漆中，具有芳香气味，人吸入后会引起嗜睡、头痛、呕吐等，被世界卫生组织确认为有毒致癌物质，孕妈妈长期吸入苯会导致胎宝宝发育畸形或流产。

● 放射线：能使睾丸生精功能受到损害，导致生精障碍和染色体畸变，进而发生男性不育和胎宝宝畸形。大量研究也证实，放射性辐射可直接引起生育能力减退，甚至导致永久性不育。

新装修的房子至少要通风晾 6 个月。入住后也要经常通风，并在房间里摆放植物，加快污染物散发。如果怀疑有装修污染，最好请专业检测部门检测一下。

判断室内装修环境污染的方法

如果细心观察，室内装修污染可以及早发现。日常生活中的一些现象，可以有助于判断污染是否严重。

异常感受：闻到刺鼻的味道，眼睛感到刺激。

异常表现：清晨起床时，感到憋闷、恶心，甚至头晕目眩；不吸烟，也很少接触吸烟环境，但是经常感觉嗓子不舒服，有异物感，呼吸不畅；家里小孩常咳嗽、打喷嚏、免疫力下降；常有皮肤过敏等症状，而且是群发性的；室内植物不易成活，叶子容易发黄、枯萎等。

注意办公室的隐形污染

在装潢精美、设备先进的现代化写字楼里工作的备孕夫妻，需要注意隐形的污染。不要长时间持续使用电脑；用酒精对电话听筒、键盘进行消毒，减少细菌传播；复印机会释放一些有害物质，要少用。还要注意办公地点附近有没有大的辐射源、化工厂等。办公桌上可以摆放一些吸附甲醛的植物，注意空气流通，尽量少用空调，保持适当的温度和湿度。

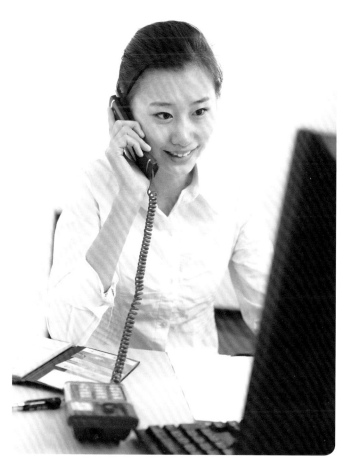

定期给电话消毒 备孕女性隔一周用酒精仔细擦拭话筒、听筒、按键，可减少细菌传播。

日常生活中的有害因素

平淡的日常生活看似平静，但也需要多加注意，避免不必要的危险因素。

● 厨房：一般家庭都会使用燃气，不使用时要注意及时关闭阀门，防止燃气泄漏危害健康，危害生命。厨房里的主要污染就是烟雾，烟雾中含有大量的有害元素，要注意通风、排气。高压锅使用不当可能会爆炸伤人，要经常检查高压排气阀是否通畅，每隔 3 个月换一次易熔片；锅中食品不能太满，最好在出气之后再盖上压力帽。不锈钢制品中含有微量的有害金属，最好不要用碱性溶液去清洗。

● 热水：用燃气热水器烧出的热水在汽化时，容易生成一种叫氯仿的致癌物质，洗澡、洗衣时应尽量不用温度较高的热水，同时加强室内通风。用过热的水洗澡也影响男性睾丸功能。

● 油漆：很多家具上都有油漆，里面含有可挥发的苯。要选择正规品牌的家具或地板等家居产品，用湿布擦地、湿布抹家具可以减少危害。

● 荧光屏：电视机、电脑等荧光屏会产生一种叫溴化二苯呋喃的有毒气体，所以不宜长时间看电视、用电脑，房间要定时通风。

● 多功能清洁剂：多功能清洁剂多半是具有毒性的化学产品，直接接触可能造成皮肤红肿、疼痛，长期使用还有可能伤及肝和免疫系统。

噪声污染不可小视

通过前面的介绍，大家都知道辐射、高温等因素对生育不利，但很少有人会想到，噪声也是一种污染，也会危害生育功能，影响优生优育。噪声强度如果高到一定程度，不仅会损害人的听觉，还会对神经系统、心血管系统、消化系统等有不同程度的影响，尤其影响内分泌系统，使人出现甲状腺功能亢进、性功能紊乱、月经失调等，进而影响生育。

长期生活在 70~80 分贝或者更高的噪声下的男性会出现性功能下降，甚至出现精液不液化或无法射精等现象。孕妈妈长期遭受噪声污染，会加重早孕反应，甚至会造成胎宝宝发育迟缓、流产、早产，出生体重过低，体质虚弱，长大后听力下降等病症。

120 分贝以上
极度聋或全聋

100 ~120 分贝
难以忍受、听一
分钟即暂时致聋

90 ~100 分贝
吵闹加剧、听力受损

70 ~90 分贝
很吵、神经细
胞受到损坏

60 ~70 分贝
吵闹、有损
神经

40~60 分贝
一般、普通
室内谈话

20~40 分贝
安静、犹如
轻声絮语

0 ~20 分贝
很静、几乎
感觉不到

声波对人体健康的影响

洗衣机也要清洗

洗衣机可以帮孕妈妈洗衣服，节省体力，节约时间，但是很多人却不知道洗衣机自身也要被清洗。长期使用的洗衣机里，内外筒之间藏污纳垢，细菌严重超标，可以说会把衣服洗"脏"了。夏季气温升高，洗衣机长时间不清洁更容易滋生有害细菌，可出现交叉感染，引发各种皮肤病。

一般来说，新买的洗衣机使用半年后，每隔两三个月就应该清洗、消毒一次；收集棉絮等脏物的小袋子要定期清理。现在的洗衣机说明书上都会有清洗说明，可以遵照执行。想要彻底清洁，可请专业人士把滚筒拆下后清洗。

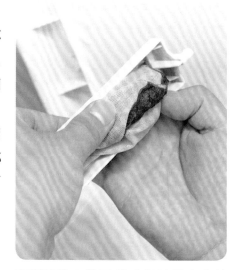

定期清洗小袋子 洗衣机滚筒上方的小袋子专门用来收集棉絮等脏物，需要定期清理，不然会污染衣物。

换季时别忘清洁空调

空调也需要清洁，尤其是换季重新启用的时候。空调散热片是个灰尘"栖息地"，病菌、螨虫等微生物容易在上面大量聚集，若不清洁就直接使用，居室内的空气就会被吹出来的灰尘、螨虫、细菌等"污染"。这对备孕中的男女来说，非常不利。

清洁空调要用获得国家卫生部消毒产品证号的空调专用消毒剂，将其喷洒在空调散热片上，污渍就会顺着排水管自动流出。空调面板要用软布或专门的清洗布蘸取温水或中性清洁剂在表面轻轻擦拭，然后用干净的软布擦净晾干。光触媒、活性炭之类的过滤器可稍微晒一下，刷去灰尘。空调外机可以每2年请专业人士清洁一下。最后，在所有的清洁工作完成之后，最好选择在晴朗、有风状态下，开机运转两三小时，以使空调内部完全干透。

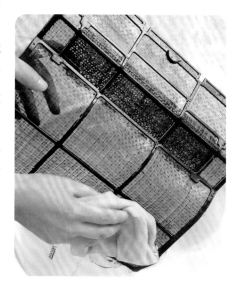

彻底清洗空调 将空调专用消毒剂喷洒在空调散热片上，污渍就会顺着排水管自动流出。空调面板要用软布蘸取温水或中性清洁剂在表面轻轻擦拭，然后用干净的软布擦净晾干。

室内温度、湿度要适宜

适宜的室内温度和湿度，有助于情绪、身体的平衡与健康，有利于孕育一个健康的宝宝。一般来说，温度在18~24℃，湿度保持在40%~50%为佳。过高或过低的温度、湿度，会引起人的情绪波动，出现烦躁不安或抑郁等不良表现。良好的精神状态下，排卵、产生精子的功能就很稳定，受孕概率也高；反之，不良的精神状况就会抑制生育功能。

菜板卫生要注意

◆ 生熟分开。由于生菜上有较多细菌和寄生虫卵，如果用切过生菜的菜板切熟食，易使熟食二次污染，所以建议使用两块菜板。

◆ 切生肉后的菜板注意消毒。用开水消毒可杀灭多种致病菌。

◆ 竖起晾干，防止菜板滋生霉斑。

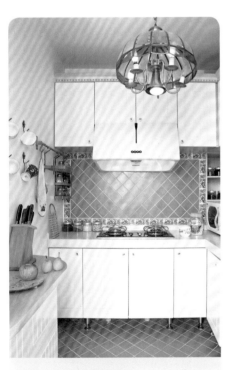

厨房卫生很重要

除了做好清洁工作外，各种厨房用具的摆放，也关系到卫生状况。如果没有做到通风、干燥，很容易滋生细菌，引起腹泻等，不利于生育。

正确摆放厨具有利于健康

除了做好清洁工作外，各种厨房用具的摆放，也关系到卫生状况。没有做到通风、干燥，很容易滋生细菌，引起腹泻等，不利于生育。不仅是备孕时期，平时我们也应注意厨具的摆放。

很多家庭都是将刚刚洗过的碗和碟子直接摞到密闭的橱柜里，水分很难蒸发出去，自然会滋生细菌。还有一些人喜欢用抹布擦，这种貌似"干净"的做法也会适得其反，因为抹布上带有许多细菌。碗碟摞在一起，上一个碗碟底部的细菌又沾在下一个碗碟上，也很不卫生。专家建议，可以在洗碗池旁边设一个碗碟架。清洗完毕，顺手把碟子竖放、把碗倒扣在架子上，这样很快就能使碗碟自然风干，既省事又卫生。

筷筒和刀架要透气，要保证通风干燥。最好选择不锈钢丝做成的、透气性良好的筷筒，并把它钉在墙上或放在通风处，这样能很快把水沥干。不需要用布遮起来防灰尘，只要在用之前用清水冲洗一下就可以了。

长柄汤勺、漏勺、锅铲等最好挂起来，自然晾干。切菜板容易吸水，表面多有划痕和细缝，经常藏有生鲜食物的残渣。如果清洁不彻底、存放不当，食物残渣腐烂后会使细菌大量繁殖，甚至在切菜板表面形成霉斑，对食品的污染可想而知。

合理的室内布局也能助孕

合理的居家布局，有助于身体健康，同样也有助于生育。房间宜保持空气流通，要多开窗换气，不要因为夏天天气炎热而长时间待在封闭的空调房中。房间也不宜阴暗，要有足够的阳光或保持适度的光线，避免霉菌等滋生。

要保持床底的干净和整洁。如果床底有一定的空间，最好只放置干净的衣服和被褥，不要放置破旧的衣服、杂物或是其他稀奇的物品，尤其是金属利器、工具箱和玩具。

房间设置宜温馨、明亮，干净整洁，不要太夸张的设计。家具的摆放要方便取物，不影响行走。在这样的环境里，会感到心情平静、愉悦，受孕的概率自然就很高。

备孕期间少逛商场

年轻女性大多爱逛商场，但若正在备孕，你就不得不暂时"告别"这个爱好了。因为大型商场中常常用空调调节温度，缺乏新鲜空气流通，空气含菌量大，悬浮颗粒物浓度也常常超过规定限度。此外，商场中音乐、各种产品促销声音，以及人流带来的噪声非常大，这些都不利于备孕女性的健康。而摆放在商场中的商品良莠不齐，有些商品可能散发刺鼻的气味，刺激眼睛、鼻、咽喉及皮肤，引起身体不适。所以备孕女性最好少逛商场，备育男性也应少进入这样的环境。

床上用品巧选择

人一生中有 1/3 的时间在睡眠中度过，合适的床上用品是优质睡眠的保证，也是优生优育的有利因素。

● 床：没有过多油漆的木板床是最好的选择，铺上稍厚的棉花垫，可以避免因床板过硬而影响睡眠。

● 枕头：以平肩高为宜，过高和过低都不好。枕头过高会迫使颈部前屈而压迫颈动脉，使大脑血流量降低而引起脑缺氧。枕头过低，易导致颈椎病，还容易引起头晕。

● 被子：纯棉是最好的选择，不宜使用化纤、混纺织物做被套或床单。化纤布透气性差，容易刺激皮肤引起瘙痒。

● 蚊帐：既能避蚊防风，又可吸附空间飘落的灰尘。因此，使用蚊帐有利于安然入眠，并使睡眠加深。

备孕期间不要经常出差

当夫妻二人准备要宝宝的时候，工作性质导致的作息时间失调，是你们必须认真对待并合理解决的重要问题。

很多职业不能正常规律地作息，可能需要经常外出，如空姐、职业经理人、资深传媒者等，这样的工作性质不利于生育。男性可能因为工作需要经常早出晚归，休息、饮食没有规律，工作高度紧张，长时间没有性生活等，导致精子的数量和存活率下降。性生活频率低，精子代谢速度减慢，还会导致精子老化，活力、质量大大降低，导致难以受孕。女性则会内分泌功能紊乱，排卵异常，影响受孕，另外，还可能引起性生活不协调，也不易受孕。

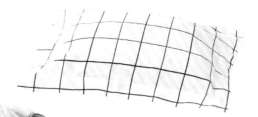

合适的床上用品是优质睡眠的保证，也是优生优育的有利因素。

众姐妹分享好孕经验

基础体温做辅助

女性的基础体温(早上醒后没有进行任何活动时的体温)随月经周期而变动,在排卵日最低,排卵后升高 0.3~0.6℃,一般高温稳定天数不少于 12 天算正常。但不是所有女性的测量结果都符合这种明显变化,所以基础体温只能用来辅助确定排卵期。

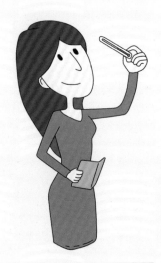

备孕关键词

● 排卵期

● 排卵试纸

● 强阳

小雪,一拍即中——排卵期找对就好孕

◎应该

孕前检查

补充叶酸

了解备孕知识

调整月经周期

放松心态

调整作息

医院验孕

测量基础体温

◎不应该

熬夜

暴饮暴食

与老公结婚两年后开始计划要宝宝。但我的经期不是很准,短的时候 29 天,最长的一次竟有 40 天,这可能跟我自己内分泌失调有关吧。所以在做出决定之后,我做了孕前检查,学习备孕知识,排卵试纸、测量基础体温双管齐下,并强迫自己不熬夜、不暴饮暴食,先把大姨妈给调准了再说!

调整的第 3 个月,在测到的排卵期同房,心里有一点激动,但也提醒自己要放松心态。结果在排卵后第 12 天就测到了弱阳,马上去医院验血,结果真的是一拍即中!所以,各位姐妹,只要做足功课,放松心态,宝宝自然来报到!

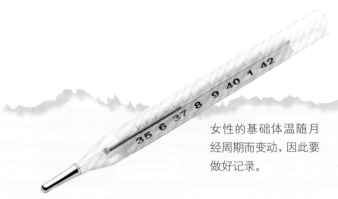

女性的基础体温随月经周期而变动,因此要做好记录。

米莎，对抗弓形虫——提前送走宠物

◎应该

学习备孕知识

平时用避孕套避孕

制定运动计划

试纸验孕

医院验孕

按时去医院建档

听医生建议

积极治疗

自我减压

◎不应该

孕期养宠物

压力过大

盲目保胎

老以为自己不孕

初次备孕：科学备孕，怀孕顺利

今年开始打算要孩子，我跟老公一起补充了好多知识。因为老公本来就不抽烟，也不喝酒，所以戒烟戒酒对我们来说根本不是问题。再加上平时使用避孕套避孕，所以可以直接亲密接触迎接宝宝了。不过平时我不怎么运动，为了将来宝宝好，就和老公商量着一起运动，制订了简单的运动小计划。生活中的一切都很顺利，在第二个月就测到了两条杠，去医院也验了血，确定怀孕了。

怀孕初期：晴天霹雳，弓形虫阳性

怀孕三个月去医院建档，居然检查出弓形虫阳性。我简直不能相信结果。因为家里养猫，我在怀孕前做了弓形虫感染检查，结果是阴性。为什么现在又查出来是阳性了？因为是孕早期，医生建议为了避免胎儿畸形还是放弃好，我当时就崩溃了。心中后悔应该及早把猫送走，因为医生说在整个孕期都有感染弓形虫的可能。最后还是做了流产。

重新备孕：重拾信心，轻松孕育

有了上次教训，我在身体恢复好了之后按照之前备孕的习惯从头再来。当然，猫暂时送回娘家了，打算等宝宝生下来，大一点，有抵抗力了再接回来。备孕的时候要自我减压，相信自己肯定能怀上，别老以为自己不孕。这不，可爱的孩子又回来了，期待几个月后的相逢。

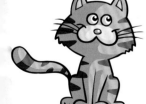

为了避免感染弓形虫，建议在孕前3个月起，就把小宠物送走。养过宠物的备孕夫妻要在怀孕前检查是否感染弓形虫，若感染了，务必治疗好之后再怀孕。在孕期也要按时检查是否感染，感染时期不同，治疗手段不同，一定要遵医嘱。

另外防止感染弓形虫还要注意一点，就是在日常生活中避免食用不熟的肉类和未洗净的瓜果蔬菜。

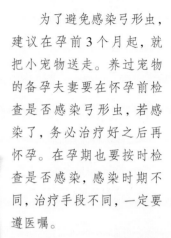

备孕关键词

- 运动健身　● 畸形
- 戒烟戒酒　● 宠物
- 弓形虫　● 验孕

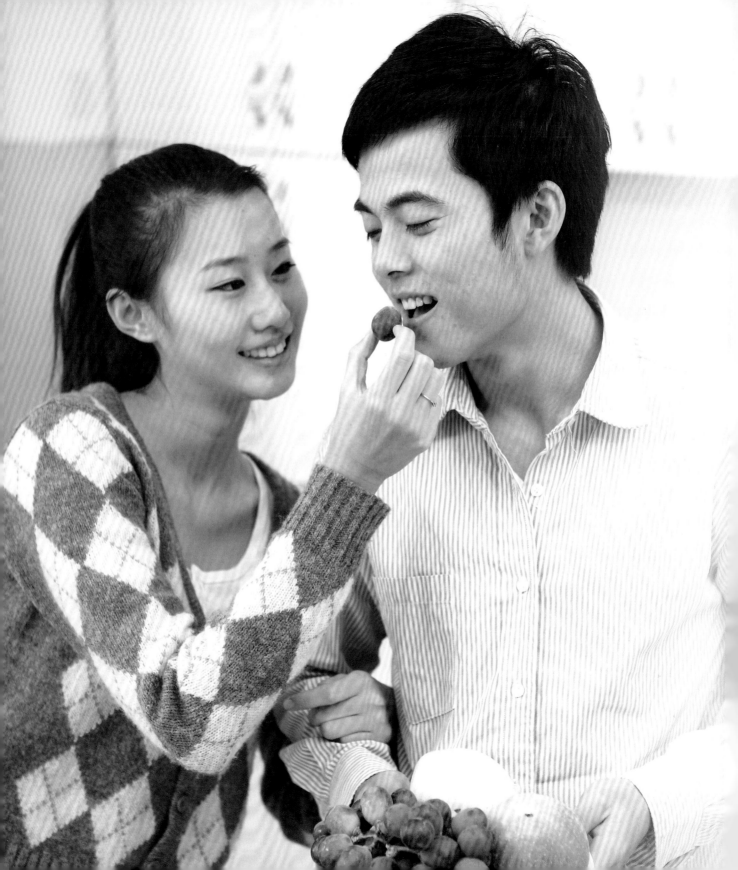

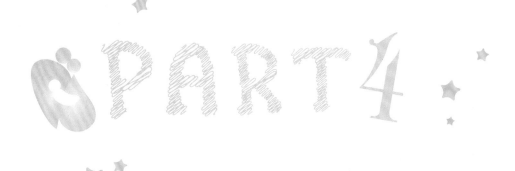

PART 4

吃对食物，幸"孕"降临

　　在备孕时期，多吃一些对自己、对胎宝宝好的食物，注意补充必要的营养元素，是怀上健康宝宝的前提和保障。多了解一些饮食禁忌，既有利于身体健康，也是对宝宝负责，避免给宝宝带来潜在的危险。准备好孕，从健康食物开始，行动起来吧！

叶酸要吃，但别过量

孕前和孕初期补充叶酸对胎宝宝的发育至关重要，若是不及时补充，很可能造成胎儿畸形，所以备孕夫妻一定要重视。但是补叶酸的量要适宜，以免过犹不及。

需要重点补叶酸的人

- 体重过于肥胖的备孕女性。
- 年龄超过 35 岁的备孕女性。
- 经常贫血的人。
- 备孕前经常饮酒的人。
- 平时不爱吃蔬菜，尤其是绿叶蔬菜吃得少的备孕女性。

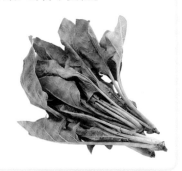

什么时候补叶酸最合适

叶酸是在绿叶蔬菜、谷物和动物肝脏中发现的一种 B 族维生素，是备孕女性必须提前补充的一种维生素。而人体自身不能合成叶酸，必须经食物或药物补给。

叶酸参与人体新陈代谢的全过程，是合成 DNA 的必需营养素。叶酸有利于婴儿神经系统的健康，有助于新细胞的生长。孕前补充叶酸，可预防神经管畸形儿的发生概率，并降低胎宝宝眼、口唇、心血管、肾、骨骼等的畸形率。

在怀孕最初的 8 周，是胎宝宝重要器官的快速发育阶段。当孕妈妈意识到自己怀孕时，可能已经错过了小生命发育的最重要时期。因此，备孕女性最好提前 3 个月开始补充叶酸。

怀孕了再补叶酸，完全来得及

如果你孕前忘了补充叶酸，也不用过于担忧，从发现之日开始补充叶酸仍然可以起到降低胎宝宝发育异常的危险。值得提醒的是，孕前和孕早期补叶酸可大大降低神经管畸形儿的发生率，但不是绝对不会发生，因为胎宝宝神经管畸形还与遗传、环境污染、病毒感染等其他因素有关。

叶酸，每天补充 400 微克刚刚好

孕前每天应摄入 400 微克的叶酸，怀孕后每天应摄入 600 微克，对预防神经管畸形和其他出生缺陷非常有效。一般来说，叶酸片吃到怀孕 3 个月即可停止，并非整个孕期都一定要服用叶酸片。

叶酸虽然是备孕夫妻不可缺少的营养素，但也不能滥补。体内叶酸含量过高会干扰孕妈妈的锌代谢，而锌元素的缺乏将会影响胎儿的发育。避孕药或抗惊厥药中的成分可能干扰叶酸等维生素的代谢。因此，怀孕前曾长期服用避孕药、抗惊厥药的女性，最好在孕前 6 个月停止用药，并在医生指导下补充叶酸。

补叶酸可不是女性一个人的事儿

备孕女性和孕妈妈需要补充叶酸，大家都认可，但备育男性也要补充叶酸，这常常被忽略。

一个健康男性的精子中，有 4% 的精子染色体异常，而精子染色体异常可能会导致不孕、流产以及婴儿先天性愚型。男性多吃富含叶酸的食品，可降低染色体异常的精子所占的比例。有研究表明，每天摄入充足叶酸的男性，其染色体异常的精子所占比例明显低于叶酸摄入量低的男性。

因为形成精子的周期长达 3 个月，所以备育男性和备孕女性一样，也要提前 3 个月注意补充叶酸，每天补充 400 微克。

家常食物中的叶酸来源

叶酸具有不稳定性，遇光、遇热易失去活性，蔬菜储藏 2~3 天后叶酸会损失 50%~70%，不当的烹饪方法会使食物中的叶酸损失 50%~95%。所以要提高叶酸的获取率，就要吃新鲜的蔬菜，同时注意烹调方式。柑橘类水果中叶酸含量也较多，而且食用过程中损失少，是补充叶酸的首选。

专家教你选对叶酸增补剂

备孕女性服用的叶酸增补剂每片中含叶酸 400 微克。而市场上有一种专门用于治疗贫血用的叶酸片，每片叶酸含量为 5 毫克，这种叶酸片不适合备孕女性服用。因此，购买的时候一定要注意查看所购产品的叶酸含量，切忌服用这种大剂量的叶酸片。

偶尔一天忘吃了也没关系

虽然建议备孕女性应坚持每天补充叶酸，但是偶尔一天忘记吃也没有太大的关系，因为只要前后都有连续摄入，且多吃绿叶蔬菜就不会明显缺乏叶酸，只要后来及时补充即可。

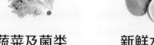

蔬菜及菌类
- 莴苣
- 菠菜
- 西红柿
- 胡萝卜
- 龙须菜
- 西蓝花
- 油菜
- 小白菜
- 扁豆
- 豆荚
- 蘑菇等

新鲜水果
- 橘子
- 草莓
- 樱桃
- 香蕉
- 柠檬
- 桃子
- 杏子
- 杨梅
- 酸枣
- 石榴
- 葡萄等

豆类、坚果类食品
- 黄豆
- 豆制品
- 核桃
- 腰果
- 栗子
- 杏仁
- 松子等

谷物类
- 大麦
- 米糠
- 小麦胚芽
- 糙米等

动物的肝脏、肾脏、禽肉及蛋类
- 猪肝
- 鸡肉
- 鸡蛋等

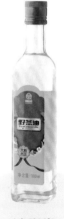

油脂类
- 核桃油

补叶酸食谱推荐

　　孕前 3 个月就开始补充叶酸，可有效减少孕早期自然流产发生率，防止怀孕后胎宝宝神经管畸形，还可减少眼、口唇、腭、胃肠道、心血管、肾、骨骼等器官畸形的发生。

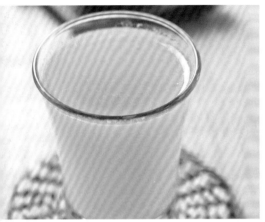

橘子苹果汁

原料:橘子 1 个，苹果半个，胡萝卜半根。

做法:将以上食材切碎，加适量蜂蜜或砂糖放入榨汁机中，酌加开水榨成汁饮服。

营养功效:橘子的营养丰富，富含叶酸、蛋白质、脂肪、碳水化合物、膳食纤维、钙、磷、铁、胡萝卜素等营养物质，是备孕期的好选择。

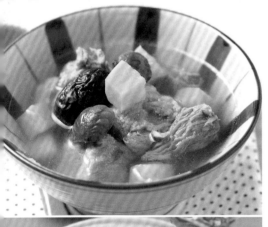

栗子排骨汤

原料:鲜栗子、红薯各 100 克，排骨 500 克，红枣 3 颗，姜片、盐各适量。

做法:❶ 鲜栗子放入沸水煮 2 分钟，然后转中小火煮至熟，捞出去皮;红薯去皮切块。**❷** 排骨入沸水中焯烫，捞起，冲净。**❸** 将所有的食材放入锅中，加水没过食材，以大火煮开，转小火续煮约 60 分钟，加盐调味即可。

营养功效:栗子含叶酸、蛋白质、脂肪、碳水化合物、钙、磷、铁、钾及胡萝卜素等多种成分，备孕期可常吃。

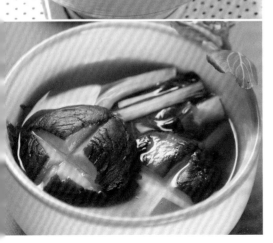

油菜蘑菇汤

原料:油菜心 150 克，香菇 3 朵，鸡油、盐、香油各适量。

做法:❶ 将油菜心洗净，从根部剖开，备用。**❷** 将鸡油烧至八成热，放入油菜心煸炒，之后加入适量水，放入香菇、盐，用大火煮几分钟，最后淋上香油即可。

营养功效:油菜含有丰富的叶酸和膳食纤维，能够有效补充叶酸，并促进胃肠蠕动，防止便秘。香菇中富含蛋白质，加上口味清淡，很适合备孕女性食用。

芝麻圆白菜

原料：芝麻 30 克，圆白菜 350 克，盐适量。

做法：❶ 将芝麻择去杂质，放入锅内，用小火慢炒至芝麻发香，出锅晾凉。
❷ 圆白菜心洗净，切成丝。炒锅上火，放入花生油烧热，先投入圆白菜丝炒 1 分钟，加盐调味，再用大火炒至菜心熟透发软，起锅装盘，最后撒上芝麻，拌匀即可。

营养功效：圆白菜不仅含有叶酸，还是钾的良好来源。圆白菜的防衰老、抗氧化的效果与芦笋、菜花同样处在较高的水平。圆白菜的营养价值与大白菜相差无几，其中维生素 C 含量还要高出大白菜 1 倍左右。

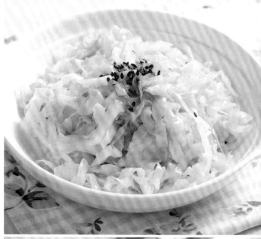

鸡丝芦笋汤

原料：芦笋 5 根，鸡胸肉 200 克，金针菇 50 克，鸡蛋清、高汤、淀粉、盐、香油各适量。

做法：❶ 鸡胸肉切长丝，用蛋清、盐、淀粉拌匀腌 20 分钟。**❷** 芦笋洗净，切成段；金针菇洗净沥干。**❸** 鸡肉丝用开水烫熟，见肉丝散开即捞起沥干。
❹ 锅中放入高汤，加鸡肉丝、芦笋、金针菇同煮，待熟后加盐，淋上香油即可。

营养功效：芦笋是天然叶酸补充剂，5 根芦笋大概就有 100 多微克的叶酸，是人体每天需求量的 20%。芦笋中还含大量维生素 A、维生素 C、维生素 E，可以增进食欲，帮助消化，缓解疲劳，改善视力。

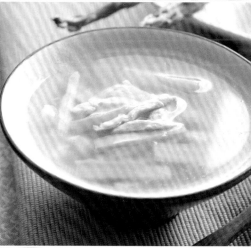

扁豆焖面

原料：扁豆 100 克，细面条 200 克，肉末 50 克，葱末、姜丝、蒜末、酱油、盐各适量。

做法：❶ 油锅烧热，爆香葱末、姜丝后放入肉末、扁豆，加酱油翻炒至扁豆呈翠绿色，加水（略低于扁豆）。**❷** 开锅后，把面条抖散，均匀、松散地码在扁豆上，盖上锅盖，调小火焖几分钟，当汤汁剩少许，扁豆熟软时关火，放盐、蒜末拌匀即可。

营养功效：扁豆富含蛋白质、脂肪、碳水化合物、钙、磷、铁、膳食纤维及多种维生素，尤其是叶酸；扁豆衣中 B 族维生素含量特别丰富。

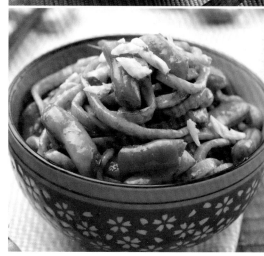

女性这样吃，好孕很容易

女性要想怀孕，除了注意补充叶酸外，还需要注意补充其他多种营养元素，这样才能使身体状态调整到最佳，为宝宝打下丰富的营养基础。

想怀孕，先排毒

准备怀孕最重要的是保证自己身体的健康，现代人的餐桌上有丰盛的鸡鸭鱼肉、山珍海味。然而，这些食物吃多了，会产生许多有害的毒素。除此之外，有些人还会出现上火、口臭、腹胀、消化不良、便秘等症状。如果这些毒素长时间滞留在肠道内不排出，就会被重新吸入体内，给健康造成危害。

日常生活的一些食物能够帮助人体排出体内毒素，备孕女性可以针对性地多吃一些。日常排毒食物有西红柿、魔芋、木耳、海带、芝麻、香蕉、苹果、红豆、草莓、糙米、紫菜、西瓜、菠菜等。

同时在生活习惯上，一定要坚持戒烟戒酒戒甜食，适当吃些苦味的茶或蔬菜是很有好处的。还要进行适当运动，因为通过运动让身体出汗，可以排出一些其他器官不能够代谢的毒素，这对身体健康也有好处。

身体需要排毒的信号

◆ 便秘：长期便秘，体内堆积大量毒素。

◆ 肥胖：肥胖会导致体内毒素滋生，身体失衡。

◆ 痤疮：体内毒素排出受阻时会通过皮肤向外渗溢，使皮肤变得粗糙，出现痤疮。

孕前 3 个月就要加强营养储备

根据卵子的发育规律，建议在孕前 3 个月起，备孕女性就做好合理膳食、调养身心、增强体质等准备工作。怀孕是一个特殊的生理过程，由于胎宝宝的生长发育使母体负担加重，因此，在妊娠过程中，孕妈妈会遇到一些不同程度的功能或病理性问题。妊娠期间，孕妈妈不仅要给腹中的胎宝宝供给养料，而且要为分娩的消耗和产后哺乳做好营养储备。因此，从怀孕前 3 个月开始，合理补充营养十分重要。

所谓合理营养是指有充足的热量供应，如蛋白质、矿物质、维生素等。怀孕前，女性可多吃鸡、鱼、瘦肉、蛋类、豆制品等富含蛋白质的食品，同时还应多吃蔬菜和水果，以保证生殖细胞的发育，给未来的胎宝宝准备好"全面营养基础"。

营养丰富的食物能为精子、卵子提供动力。

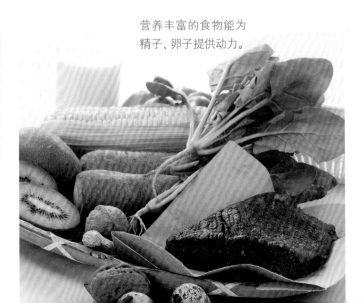

花样搭配营养全面、均衡

饮食调理最重要的是做到均衡膳食，从而保证摄入充足的营养素，因为它们是胎宝宝生长发育的物质基础。食物应多种多样，不同的食物所含的营养素各不相同，每种食物都有它的营养价值，不可偏好蛋白质含量高或者某种微量元素高的食物。适当选择食物并合理搭配，才能获得均衡全面的营养。

食物的搭配有一些技巧，大米与多种食物搭配可提高蛋白质的利用率，如蒸米饭或煮粥时加入水果、蔬菜、肉、食用菌等；小米与豆类搭配可弥补赖氨酸不足，用小米煮粥时，加入绿豆、黄豆、红薯、红豆等同煮；菜豆与肉类搭配可补充构成蛋白质必需的氨基酸。

改变不良的饮食习惯

营养不良会影响女性的排卵规律，长期不均衡的饮食习惯会使受孕率降低。

1. 不吃早餐。严重伤胃，且没有足够的能量支持上午的工作或生活。早餐要吃好，既要可口、开胃，还要保证充足的热量和蛋白质，最好再喝上一杯鲜榨果汁。

2. 晚餐太丰盛。晚餐吃得太好、太多、太饱，容易发胖，影响睡眠。晚餐要吃早一点，可以降低尿路结石病的发病率；多摄入一些新鲜蔬菜，尽量减少过多的蛋白质、脂肪类食物的摄入。

3. 常吃生食。生鱼、生肉容易感染各种寄生虫，所以应尽量少吃。日式饮食中的寿司、西餐中的牛排等，都应该少吃；蔬菜凉拌前最好用沸水焯一下，确保食用安全；肉类食物一定要煮透。

常喝豆浆，养生又助孕

豆浆含有丰富的植物蛋白质、维生素、矿物质等营养成分，对人体非常有好处。最特殊的是它含有植物性雌激素大豆异黄酮，这种激素能够起到类雌激素的作用，可以调节女性的内分泌系统，有利于卵巢健康，促进排卵。有研究指出，长期饮用豆浆可以有效预防乳腺癌、子宫癌、卵巢癌的发生，还能延缓衰老，缓解更年期症状。所以女性在备孕期可以常喝豆浆。

不过值得注意的是，喝豆浆一定要适量，而且最好煮熟饮用。另外长期喝豆浆的人要注意补充锌。

豆浆可以呵护女性卵巢健康，也有美容养颜功效，制作豆浆时可搭配坚果，营养更丰富。

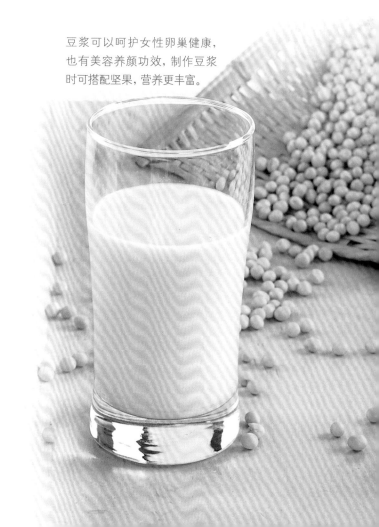

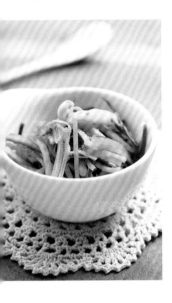

素食女性别犯愁，这样吃轻松助孕

大多数素食者实际上可细分成三类不同的饮食人群：可以吃蛋、奶和植物制品的乳蛋素食者、可以吃奶制品和植物的素食者以及只吃植物制品的严格素食者。严格素食者因为完全不吃肉、鱼、蛋和奶制品，因此雌激素水平过低的风险最高。素食者是孕前营养缺乏症的高风险人群。少数维生素及矿物质缺乏症已经被证明会延迟怀孕，增大流产率。

素食备孕女性
营养饮食有方法

素食者易缺乏什么：素食者作为一个人群，他们最主要的问题是蛋白质缺乏，还可能缺维生素 B_{12} 和铁、锌。对于严格的素食者来说，钙和维生素 D 缺乏也是较常见的。

吃豆类和奶类补充蛋白质：长期吃素食的备孕女性，应多吃豆类和奶类。备孕女性每天需要摄入蛋白质 60 克左右。

多吃五谷补充热量：素食备孕女性所需的热量可以从谷类如小米、大米、燕麦和豆类如黄豆、绿豆、红豆等食物中来摄入，并在食用过程中讲究粗细搭配。

补充维生素 B_{12}：维生素 B_{12} 主要存在于动物性食物中，植物类食物中仅有海藻类和紫菜含维生素 B_{12}，因此素食备孕女性要多吃海藻类、紫菜等食物。

巧搭配补充铁质：从植物性食物中所摄入的铁质不容易被人体吸收，这也是素食女性有时会出现铁质摄入略显不足的原因。可多食用芝麻、芹菜、紫菜、木耳等富含铁的食物。

缺锌怎么办：饮食中的锌一般是由肉制品提供，严格的素食者很容易缺锌。对于素食者来说，牛豆、带皮土豆、四季豆和通心粉都是不错的补锌选择，但要大量食用才能保证足够的锌摄入量。

纯素食备孕女性：要选黄豆、豆腐及其他黄豆制品，因为这类食品所含的蛋白质是植物蛋白中最好的一种，其中的氨基酸构成与牛奶相近，而胆固醇含量比牛奶低，并含有不饱和脂肪酸。

爱吃蔬菜的素食女性：爱吃蔬菜的备孕女性可以多吃紫甘蓝、甜菜等含钙量丰富的蔬菜，也可以在医生的建议下服用钙剂。当然，如果能将肉和菜混合在一起吃，那就再好不过了。

选择全谷物粮食、鸡蛋和坚果：素食女性可在早餐时适当增加全麦面包和麦片，每天适当吃 50 克坚果和 1 个鸡蛋，不爱吃鸡蛋，也可以用鹌鹑蛋或者鸭蛋等蛋类代替。

讲究食物搭配：有些食物合在一起吃会产生彼此增进营养的效果。比如在吃米面食品时应兼吃豆类或一些硬壳类的果仁；煮食新鲜蔬菜时，也可加入少许芝麻、果仁或蘑菇来弥补欠缺的氨基酸。

纠正厌食、挑食、偏食习惯

◆ 厌食、挑食、偏食等习惯的直接影响就是会造成营养失衡或者营养不良。如果怀孕前营养不良，很可能引起胎宝宝在怀孕初期发育迟缓。

◆ 不爱吃蔬菜，可能会缺各种维生素、膳食纤维及微量元素。可在两餐之间多吃一些富含维生素 C 的水果，如橙子、草莓、猕猴桃等，榨汁食用也可以。

◆ 不爱喝牛奶，可能会缺钙。可以选择酸奶和奶酪，它们没有了鲜牛奶的腥味。酸奶中还含有乳酸菌，可以防治便秘。

◆ 不喜欢吃鱼，可能会缺蛋白质、脂肪、矿物质及维生素 D、维生素 A。可食用鱼油，最好选择以深海鱼为原料提炼而成的那种。

◆ 不喜欢吃鸡蛋，可能会缺蛋白质、维生素和矿物质。每天吃一些瘦肉及豆制品，也可以每天固定吃两种坚果。

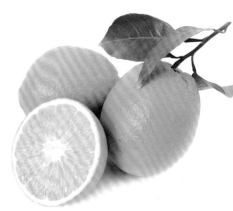

不爱吃蔬菜的备孕女性，可在两餐之间吃些水果。

孕前补充蛋白质

蛋白质是人类生命活动的物质基础。蛋白质具有使伤口愈合，产生白细胞，防止细菌侵入的特殊功能。另外，催化身体新陈代谢的酶、调节生理功能的胰岛素等，都离不开蛋白质。可以说，人体没有蛋白质将不能运转。母亲蛋白质的缺乏会直接导致婴儿先天缺乏蛋白质。因此备孕女性应提前做好准备。一般情况下，蛋白质每天摄入量应控制在 80~85 克。也就是说，每天荤菜中有 1 个鸡蛋、100 克鱼肉、50 克畜、禽肉，再加 1 杯牛奶，就可满足身体蛋白质的需求。

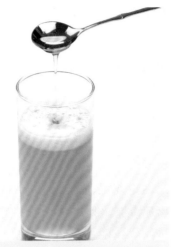

多喝果蔬汁补充维生素

蔬菜、水果富含维生素，尤其是维生素 C。备孕女性可以适当喝果蔬汁，补充营养。

补充维生素 A，预防夜盲症

维生素 A 对维持视觉功能，特别是夜间视力有重要作用。体内缺乏维生素 A，会引起干眼症、皮肤干燥、抵抗力降低等，甚至会导致夜盲症。

正常情况下，每天维生素 A 的摄入量为 2200~3500 国际单位。备孕女性如果没有严重缺乏，不需要服用维生素 A 制剂，多吃一些富含维生素 A 的食物即可。深绿色和红黄色果蔬（如菠菜、豌豆苗、胡萝卜、青椒、芒果、杏子等）含有丰富的胡萝卜素，而胡萝卜素在体内可转变为维生素 A。平常多食用这类食物，即可改善维生素 A 等缺乏的状况。缺乏严重者可在医生指导下补充一些微量营养素制剂。

维生素 A 若摄入过量，则会引起中毒。成人连续几个月每天摄入 5000 国际单位以上，幼儿如果在一天内摄入超过 1850 国际单位，则会引起中毒。维生素 A 中毒会出现皮肤粗糙、腹痛、腹泻、凝血时间延长、易于出血等病症。

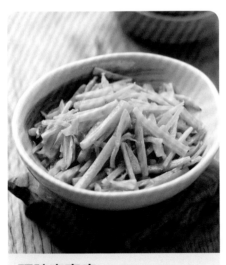

预防夜盲症

可以多吃一些富含维生素 A 的食物，如深绿色和红黄色果蔬，如菠菜、豌豆苗、胡萝卜、青椒、芒果、杏子等。

补充维生素 C，提高免疫力

维生素 C 参与细胞间质的生成，维持人体组织间正常的坚固性和通透性；改善铁、钙和叶酸的利用；促进牙齿和骨骼的生长，防止牙床出血、关节痛、腰腿痛；增强机体对外界环境的抗应激能力和免疫力，还有一定的解毒能力。富含维生素 C 的食物有樱桃、番石榴、红椒、黄椒、柿子、西蓝花、草莓、橘子、芥蓝、猕猴桃等。

补充维生素E，提高生育能力

维生素E能促进垂体促性腺激素的分泌，提升卵巢功能，增加卵泡数量，使黄体细胞增大并增强黄体酮的作用，提高性反应和生育能力；保护机体细胞免受自由基的毒害，充分发挥被保护物质的特定生理功能；减少细胞耗氧量，使人更有耐久力，有助于减轻腿抽筋和手足僵硬的状况等。

维生素E缺乏，会导致不易受精或容易出现习惯性流产现象。富含维生素E的食物有麦芽、黄豆、植物油、坚果类、绿叶蔬菜、未精制的谷类制品、蛋等。备孕女性应多摄入这些食物。

孕前补铁防贫血

贫血是孕期常见的并发症，部分原有的贫血情况因妊娠而加重，部分在妊娠后发生。贫血对母婴都会造成影响，其中重度贫血可增加母体妊娠期并发症，如妊娠高血压综合征、感染，甚至贫血性心力衰竭。而贫血对胎宝宝影响则更大，如早产、胎宝宝发育不良、胎宝宝宫内窘迫等发病率均会增加。

备孕女性如果有贫血，应在孕前进行咨询，并查清贫血的原因和程度，及时治疗，以免妊娠后贫血加重，甚至危及母婴安全。预防贫血应注意营养卫生，宜多食含铁丰富且吸收利用率高的食物，如动物肝脏、动物血、瘦肉等。每天可补充铁15~20毫克。

孕前补钙要适量

怀孕后，孕妈妈身体里现有的钙质，会大量转移到胎宝宝的身体里，满足胎宝宝骨骼发育需要所消耗的钙量要远远大于普通人，因此就需要补钙。最理想的补钙时机，应该从准备怀孕时就开始。孕前妈妈钙量充足，宝宝出生后，会较少出现夜惊、抽筋、出牙迟、烦躁及佝偻病等缺钙症状，而孕妈妈也能缓解小腿抽筋、腰腿酸痛、骨关节痛、水肿等孕期不适。

补钙首选食补，如多喝豆浆和牛奶，多吃蔬菜、肉类等含钙量高的食物。补钙的同时如果没有足够的维生素D，钙是无法被人体吸收的，故补钙的同时要多晒太阳。正常人每天需补充0.8~1.0克钙。

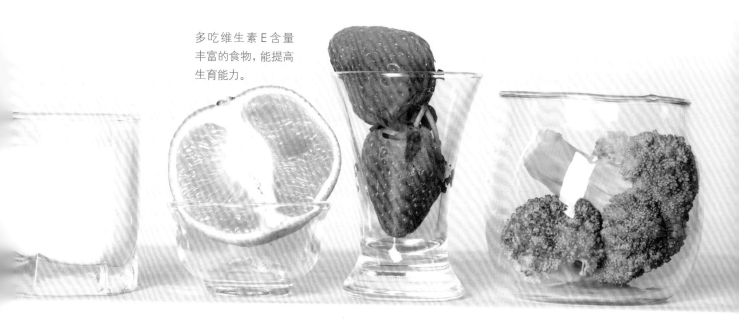

多吃维生素E含量丰富的食物，能提高生育能力。

补碘注意事项

◆ 人体所需碘量极少，人体耐受量与所需量之间的差距小，容易补充过量。

◆ 孕妈妈补碘的关键时间是在准备怀孕阶段和孕早期，如果怀孕5个月后再补碘，已经不能预防宝宝智力缺陷的发生。

◆ 可检测尿碘后科学补碘。

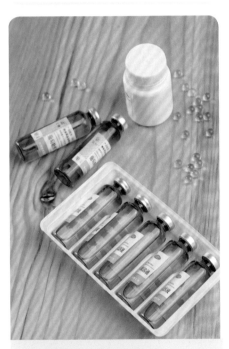

补锌要遵从医生建议

一般来说，通过食物补锌就足够了。如果锌缺乏严重，自己盲目滥用药物是不明智的，容易过量，一定要在医生指导下服用。

孕前补碘要及时

碘是人体中一种必需的微量元素，是体内甲状腺激素合成的基本原料，缺碘即可导致甲状腺激素的合成和分泌减少，而甲状腺激素又能促进蛋白质的合成，是促进胎宝宝生长发育必不可少的成分。

缺碘除了会造成胎宝宝脑发育障碍外，胎宝宝出生后还可表现为明显的智力低下和精神运动障碍，如聋哑、偏瘫和身材矮小等典型的克汀病症状。补碘应从备孕期开始，吃碘盐，多吃海带、紫菜、发菜、海鱼、虾、干贝等含碘丰富的海产品。但补碘不可过量，否则也会导致甲状腺疾病。每天补充175微克的碘为宜。

补锌应适量

孕前补锌，可以为孕期储备锌元素，还能促进排卵，从而增加受孕机会。孕期缺锌，会导致胎宝宝生长发育迟缓，身体矮小，严重的可造成畸形胎宝宝。因为锌对女性怀孕和胎宝宝生长发育都有重要作用，所以，在准备怀孕时要注意充分补充。

补锌应以食补为主。多摄入富含锌的食物，如牡蛎、贝类、海带、黄豆、扁豆、麦芽、黑芝麻、南瓜子、瘦肉等；可以常吃核桃、瓜子等含锌较多的零食，起到较好的补锌作用；尽量少吃或者不吃过于精制的米和面，因为粮食的麸皮富含锌。如果有明显的缺锌症状，可以在医生的指导下服用一定量的锌制剂，但不可过量。

别把脂肪拒之千里

肥胖和脂肪过多摄入有关系，但并不是说一点脂肪都不能吃，哪怕是孕前需要减肥的人。如果孕前一味减肥，摄入低脂食物而使体内脂肪缺乏，将导致受孕失败，或者即使受孕了，也会危及到胚胎的发育。脂肪中的胆固醇是合成性激素的重要原料，若脂肪摄入不足，还可能引起性欲下降。

可以适当多吃一些海鱼、海虾等，它们含有宝宝发育需要的优质脂肪；肉类、鱼类、禽蛋中含有较多的胆固醇，适量摄入有利于性激素的合成，可以适当多吃一些。

别太迷信山珍海味的营养价值

许多人在备孕过程中为了补充营养，可能会选择一些平时不经常吃的山珍海味，认为这些东西既然价格高昂，那么营养价值必然也会很高。其实，所谓的"山珍海味"无论其氨基酸含量的构成比例，还是维生素、动物蛋白质，都没有什么特别高的地方，而且大多在加工过程中经多重工序，营养成分不断遭到破坏。

比如，从营养成分来分析，鲍鱼与河蚌、田螺的营养价值相当接近。虽然鲍鱼中铁和钙的含量极其丰富，但这是各种贝类食物的共同特点，并不是鲍鱼独有的优势。从某种意义上讲，鱼翅的营养价值比不上猪肉、牛肉，因为鱼翅所含的胶原蛋白缺少一种氨基酸（色氨酸），属于不完全蛋白质，而人体对这种不完全蛋白质的吸收率很低，且难以消化。燕窝的蛋白质、糖类、脂肪分别不如同等量的鸡蛋、谷类和肉类，因此，燕窝并没有特别高的营养价值。所以，普通食材完全可以满足备孕和孕期的营养需求，没必要刻意追求山珍海味。

经期饮食要注意

女性月经期间抵抗力下降，情绪易波动，可出现食欲差、腰酸、疲劳等症状。月经前后注意饮食调养，可以有效减轻经期不适，让女性内分泌更协调，使月经周期更加规律，更有助于受孕。

月经期间，可以补充一些有利于经血畅通的食物，避免食用生冷的食物以免引起经血运行不畅、痛经、经血过少等不适症状。温补食品有羊肉、鸡肉、红枣、豆腐皮、苹果、牛奶、红糖、益母草、当归、桂圆等。食欲差时，可选一些健脾开胃、易消化的食品，如红枣、面条、薏米粥等。注意食用新鲜蔬菜和水果。在月经干净后1~5日内，多吃一些可以补充蛋白质、矿物质及补血的食品，如牛奶、鸡蛋、鹌鹑蛋、牛肉、羊肉、芡实、菠菜、樱桃、桂圆、荔枝、胡萝卜、苹果等。

月经前后，饮食总的原则是忌生冷，宜温热；忌酸辣，宜清淡；荤素搭配，防止缺铁。

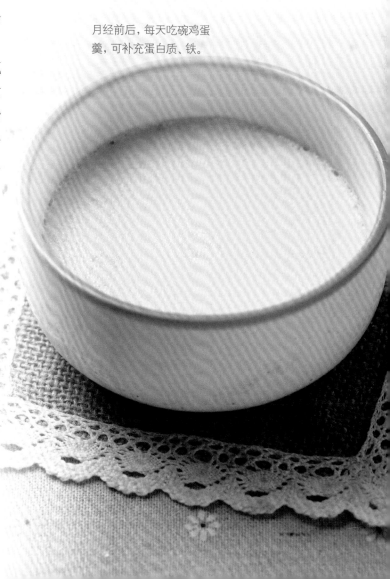

月经前后，每天吃碗鸡蛋羹，可补充蛋白质、铁。

备孕女性好孕食谱

　　女性可通过日常饮食来调理自身的体质，增加自身营养，但是具体哪些菜该怎么吃还是不太懂，那就快来看看简单易学的菜谱吧！

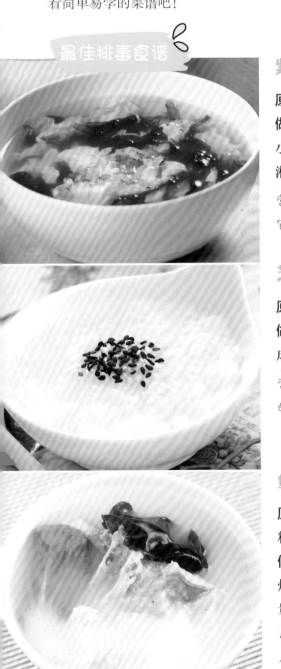

最佳排毒食谱

紫菜汤

原料: 紫菜 10 克，鸡蛋 1 个，虾皮、香菜、葱末、姜末、香油各适量。

做法: ❶ 虾皮、紫菜均洗净，紫菜撕成小块；鸡蛋打散；香菜择洗干净，切小段。❷ 油锅烧热，下入姜末略炸，放入虾皮略炒一下，加适量水烧沸，淋入鸡蛋液，放入紫菜、香菜、葱末、香油即可。

营养功效:紫菜除了含有丰富的维生素 A、B 族维生素外，最重要的是，它蕴涵丰富的膳食纤维和矿物质，可帮助排泄身体内的废物和毒素。

芝麻粥

原料: 黑芝麻 30 克，大米 100 克。

做法: 先将黑芝麻晒干后炒熟研碎；大米淘洗干净。将以上材料共同熬煮成粥即可。

营养功效:芝麻所含的亚麻仁油酸可以祛除附在血管内的胆固醇，促进新陈代谢。

鱼头木耳汤

原料: 鱼头 1 个，冬瓜 100 克，油菜 50 克，水发木耳 80 克，盐、葱段、姜片、料酒、胡椒粉各适量。

做法: ❶ 将鱼头洗净，抹上盐；冬瓜处理干净，切成片；油菜洗净。❷ 油锅烧热，把鱼头煎至两面金黄时，烹入料酒、盐、葱段、姜片、冬瓜片，加入适量清水，大火烧沸，小火焖 20 分钟。❸ 放入木耳、油菜、胡椒粉，烧沸即可。

营养功效:木耳所含的植物胶质有较强的吸附力，可吸附残留在人体消化系统内的杂质，清洁血液。

海带焖饭

原料：大米 200 克，海带 100 克，盐适量。

做法：❶ 将大米淘洗干净；海带洗净，切成小块。❷ 锅中放入水和海带块，用大火烧开，煮 5 分钟。❸ 锅中放入大米和盐，搅拌均匀，然后将饭熬煮至熟即可。

营养功效：海带含有丰富的钙、蛋白质和碘，可以帮助备孕女性补充营养。此外，海带对进入体内的有毒元素镉也有促排作用，有助于排毒。

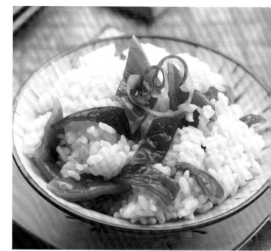

猪血菠菜汤

原料：猪血、菠菜各 200 克，虾皮、盐各适量。

做法：❶ 猪血切成小块；菠菜洗净，切段。❷ 锅中倒入适量水烧开，先加入虾皮、盐，再加菠菜、猪血，煮 3 分钟，最后加调料调味即可。

营养功效：猪血中的血浆蛋白被消化酶分解后，可产生一种解毒和润肠的物质，能与侵入人体的粉尘和金属微粒结合，成为人体不易吸收的物质，直接排出体外，有除尘、清肠、通便的作用。

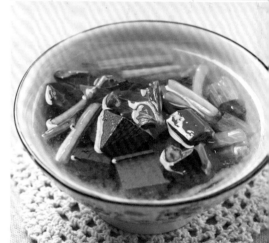

蒜蓉空心菜

原料：空心菜 250 克，蒜末、盐、香油各适量。

做法：❶ 空心菜洗净，切段，焯烫熟，捞出沥干。❷ 蒜末、盐与少量水调匀后，再浇入热香油，调成味汁；将味汁和空心菜拌匀即可。

营养功效：空心菜中的膳食纤维含量极为丰富，能帮助备孕女性轻松排毒，同时对防治便秘有积极的作用。

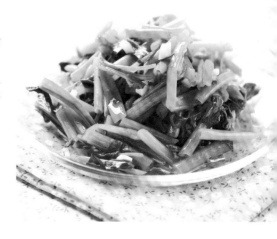

最强防辐射食谱

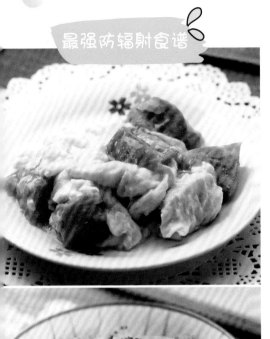

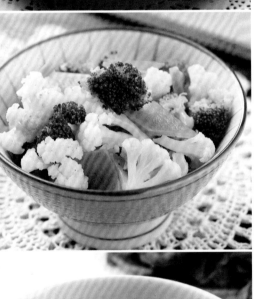

西红柿炒鸡蛋

原料: 西红柿、鸡蛋各1个,白糖、盐各适量。

做法: ❶ 把西红柿洗净,去蒂,切小块。❷ 鸡蛋打散后,加少许盐,搅拌匀。❸ 锅中放油,油热后,先将蛋液倒入,炒散,盛出。再放少许油,倒入西红柿翻炒几下,再放入鸡蛋,出锅前将糖、盐放入,再翻炒几下即可。

营养功效: 西红柿中含有丰富的番茄红素,它具有极强的清除自由基的能力,有抗辐射、预防心脑血管疾病、提高免疫力、延缓衰老等功效,还可以改善皮肤干燥和瘙痒等过敏症状,减轻紫外线照射带来的伤害。

胡萝卜炒西蓝花

原料: 西蓝花、菜花各100克,胡萝卜50克,白糖、盐、水淀粉各适量。

做法: ❶ 将西蓝花、菜花洗净,切成小块;胡萝卜洗净,切片备用。❷ 锅内加水煮沸,放入西蓝花、菜花、胡萝卜略煮,捞出备用。❸ 锅中放油,油热后,放入西蓝花、菜花、胡萝卜翻炒,加入盐、白糖及适量水,烧开后用水淀粉勾芡即可。

营养功效: 胡萝卜富含维生素A和β-胡萝卜素,能很好地保护眼睛,有助于减轻电脑辐射的危害,尤其还能保护眼睛免受辐射之伤。

紫苋菜粥

原料: 紫苋菜250克,大米100克,香油、盐各适量。

做法: ❶ 将紫苋菜择洗干净,切成细丝。❷ 将大米淘洗干净,放入锅内,加清水适量,置于火上,煮至粥成时,加入香油、紫苋菜、盐,再煮半分钟即可。

营养功效: 紫苋菜有抗辐射、抗突变、抗氧化的作用,这与其含硒有关。硒是一种重要的微量元素,能提高人体抗辐射的能力。

瓜皮绿豆汤

原料：绿豆 50 克，西瓜皮（不用削去外皮）250 克。

做法：❶ 绿豆洗净，与 1500 毫升水同煮，煮沸后 10 分钟撇去绿豆。❷ 瓜皮洗净切块，放入煮沸的绿豆汤中再煮。❸ 煮沸后冷却即可饮汤。

营养功效：现代医学研究证实，绿豆能帮助排泄体内毒素，加速新陈代谢，可有效抵抗各种形式的污染。

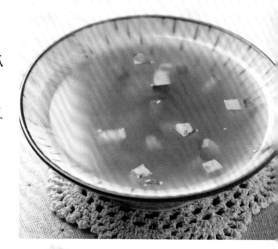

金枪鱼手卷

原料：寿司饭 100 克，新鲜金枪鱼 80 克，海苔 1 张，紫苏叶、苦苣、芥末各适量。

做法：❶ 苦苣、金枪鱼切成 1 厘米宽的段；海苔切成两半。❷ 将半张海苔放在手上，在海苔一角铺上少许寿司饭，压紧。❸ 饭上铺紫苏叶，挤芥末在上面，摆上金枪鱼段、苦苣，从摆有食物的一侧卷起，卷紧呈圆锥形。❹ 用寿司饭将海苔粘住，底部的海苔向内折，粘住寿司饭即可。

营养功效：金枪鱼中含有丰富的氨基酸，食用金枪鱼既可以享受美食，又可以通过非药物方式补充氨基酸，有助于防紫外线辐射。

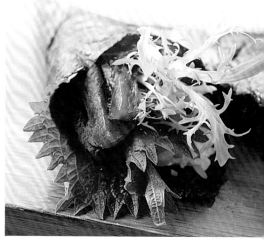

草莓鲜果沙拉

原料：草莓 300 克，苹果 1 个，香蕉 1 根，酸奶 1 杯，蜂蜜适量。

做法：将草莓、苹果洗净切块，香蕉切成小段，与酸奶混合，加入适量蜂蜜，拌匀即可。

营养功效：草莓中含有大量的维生素 C、维生素 E 以及多酚类抗氧化物质，可以抵御高强度的辐射，减缓紫外线辐射对皮肤造成的损伤。

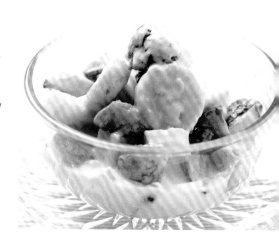

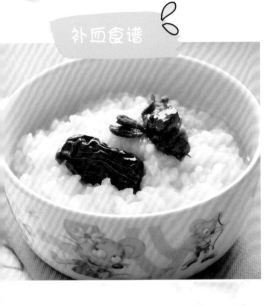

红枣枸杞粥

原料:红枣 5 颗,枸杞子 15 克,大米 150 克。

做法: ❶ 将红枣、枸杞子洗净,用温水泡 20 分钟。❷ 将泡好的红枣、枸杞子与大米同煮,待米烂汤稠即可。

营养功效:红枣既能养胃健脾、补血安神,又能滋润心肺,对于贫血、面色苍白、气血不足都有很好的调养作用。

酸甜藕片

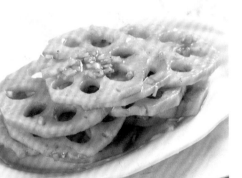

原料:莲藕 500 克,白糖 10 克,醋 10 毫升,姜末、盐各适量。

做法: ❶ 莲藕洗净,切成片,焯水,沥干水分,装盘。❷ 在藕片上撒上白糖、姜末、醋、盐,拌匀即可。

营养功效:藕性温和,含有丰富的铁和维生素 C,鲜藕止血,熟藕补血。女性多吃莲藕有好处,但月经期间和平常有体寒痛经者不宜生吃莲藕。

牛肉炒菠菜

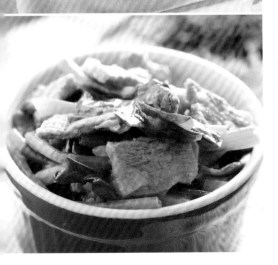

原料:牛里脊肉 50 克,菠菜 200 克,淀粉、酱油、葱末、姜末、料酒、盐各适量。

做法: ❶ 牛里脊肉切成薄片,把淀粉、酱油、料酒、姜末调汁腌渍;菠菜洗净,焯烫沥干,切成段。❷ 锅置火上,放油烧热,放姜末、葱末煸炒,再把腌渍的牛肉片放入,用大火快炒后取出,再将余油烧热后,放入菠菜、牛肉片,用大火快炒几下,放盐,拌匀即可。

营养功效:菠菜含铁、钙、维生素 C 和维生素 K,是常见的补血食材。

桂圆羹

原料: 桂圆肉 30 克，大米 150 克。

做法: ❶ 将桂圆肉清洗干净，备用。❷ 锅内加适量清水，将清水烧开，放入桂圆肉和大米，改为小火炖 30 分钟左右即可食用。

营养功效: 桂圆益心脾、补血气，尤其适合气虚不足、心血亏虚、心悸失眠的女性。如果有贫血的表现，如面色无光泽、疲乏无力、没有食欲等，可以用桂圆和红枣一起煮粥来调理。

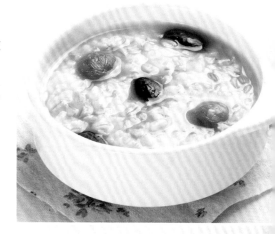

红枣黑豆炖鲤鱼

原料: 鲤鱼 1 条，黑豆 50 克，红枣 5 颗，姜片、料酒、盐、胡椒粉各适量。

做法: ❶ 将鲤鱼剖洗干净，用料酒、姜片腌渍备用。❷ 把黑豆放入锅中，用小火炒至豆衣裂开，取出。❸ 将鲤鱼、黑豆、红枣一起放入炖盅内，加入适量沸水，用中火隔水炖至熟，最后用胡椒粉、盐调味即可。

营养功效: 黑豆能增强消化功能，促进骨髓造血，起到改善贫血的作用，肾虚、血虚者多吃有益。经常食用黑豆还可防老抗衰、增强活力。

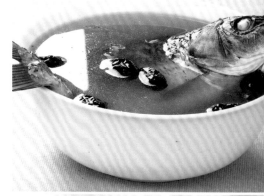

银耳羹

原料: 干银耳 80 克，樱桃、草莓、冰糖、淀粉、核桃仁、植物油各适量。

做法: ❶ 银耳泡发好，洗净，切碎；樱桃、草莓洗净。❷ 将银耳放入锅中，加适量清水，用大火烧开，转小火煮 30 分钟，加入冰糖、淀粉后稍煮。❸ 放入樱桃、草莓、核桃仁，淋上少许植物油，稍煮即可。

营养功效: 银耳的营养成分相当丰富，银耳的蛋白质中含有 17 种氨基酸，还含有多种矿物质，如钙、磷、铁、钾、钠、镁、硫等，其中钙、铁的含量很高，能够满足孕妈妈的营养需求，预防孕妈妈贫血。所以，备孕女性可适当吃些银耳。

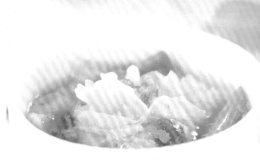

男性这样吃，100%提升精子活力

怀孕离不开优质的精子，所以在日常生活中，男性也要注意调整饮食，适量摄入有益的食物，增加自身性功能和生育能力，为备孕助力。吃得对，吃得好，对提高男性自身的精子活力，以及男性生殖系统的保健都有好处。

适当吃些含锌食物

锌直接并广泛参与男性生殖过程中多个环节的活动；维持和助长性功能，提高精子数量，参与睾酮的合成；充养生精上皮和提高精子的活力；参与人体蛋白质的化合。正常男性精液中的含锌量必须保持15~30毫克/100毫升的健康标准。如果低于这个标准，就意味着缺锌或失锌，从而造成锌缺乏症。对于即将生育的男性，建议孕前3个月应补充足够量的锌。

补充锌元素的最佳方法是合理调配膳食，多吃些含锌较多的食物，如各种坚果，香蕉、圆白菜，以及猪肝、猪肾、瘦肉、牡蛎、蛤蜊等。

食物补硒更健康

硒是人体必需的微量元素之一，是影响精子产生和代谢的一系列酶的组成成分，是对抗某些精子毒性作用的代谢元素，能避免有害物质伤及生殖系统，维持子细胞的正常形态。缺硒可导致精子生成不足，与男性生育能力下降有很大关系。

含有硒元素的食品，主要有牡蛎、虾、贝类、动物肝脏、牛奶、豆类等，备育男性可以适当多食，对生育非常有好处。但是，补硒过量易导致体内胆固醇含量显著升高，从而增加患冠心病的风险。建议以每天400微克膳食硒作为最大安全摄入量。

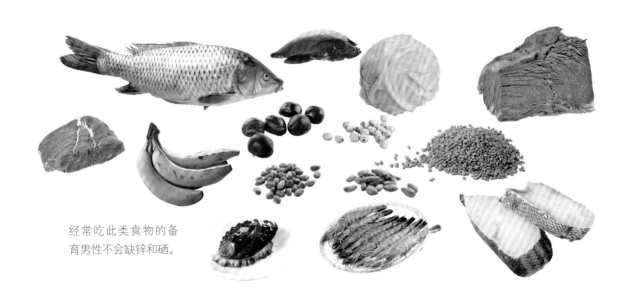

经常吃此类食物的备育男性不会缺锌和硒。

药物靠不住，要靠维生素

有些备育男性为了提高自己的生育能力，会服用许多保健类的药物，这些药物往往会标榜无任何副作用，但其实都含有助阳药，经常服用容易导致机体遭受损害，重则引起睾丸萎缩、前列腺肥大、垂体分泌失调等严重后果。此外，常服用助阳药物的父母所孕育的胎宝宝，先天不足或畸形的可能性较大。所以备育男性切忌随意服用各种性保健品。

现代医学研究表明，男性生育能力、精子活力与人体内的维生素 A、维生素 C、维生素 E 含量有关，男性可以通过适量食用含有这些有益元素的食物来提升精子活力。

● 维生素 A 提高精子活力

维生素 A 是生成雄性激素所必需的物质，备育男性如果缺乏维生素 A，其精子的生成和精子活动能力都会受到影响，甚至产生畸形精子，影响生育。一般来说，正常成年男性，每天需要供给维生素 A 2200 个国际单位。

维生素 A 的主要食物来源是鱼油、动物肝脏、乳制品、蛋黄、黄色及红色水果、红黄绿色蔬菜。

● 维生素 C 增加精子数量

维生素特别是叶酸和维生素 C 可以增加精子的数量，并提高精子活力，减少精子受损的危险。有关专家建议，为了生育一个健康聪明的宝宝，男性计划做父亲前，就应该多吃绿叶蔬菜、水果和粗粮，这些食物中叶酸和维生素 C 含量都很高。

维生素 C 的主要食物来源是柑橘类水果及其果汁、草莓、猕猴桃、木瓜、绿叶蔬菜、西蓝花、土豆。

● 维生素 E 可提高精子活性

维生素 E 有延缓、减慢性功能衰退的作用，还对精子的生成、提高精子的活性具有良好效果。缺乏维生素 E，常可造成精子发育障碍，还可能有碍于性腺正常的发育和精子的生成，从而使精子减少或影响精子的正常活动能力，甚至导致不育。

富含维生素 E 的食物有麦芽、黄豆、植物油、坚果、全麦、未精制的谷类制品、蛋类，猕猴桃、圆白菜、菠菜等。

男女同补的维生素

● 维生素 A：女性缺乏易流产，男性缺乏影响精子发育。

● 维生素 C：有利女性内分泌系统平衡，提高免疫力；对男性而言有利于增强精子活力、延长精子寿命。

● 维生素 E：对男女生殖系统健康均有利。

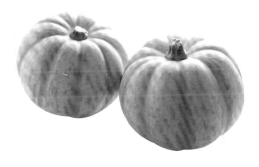

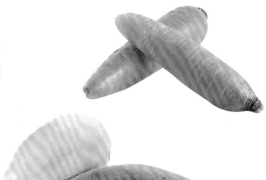

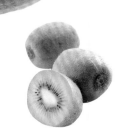

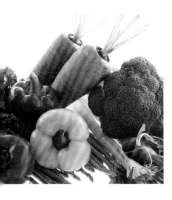

10 大好食物，增强你的男性活力

了解了男性提升生育能力需要补充的营养素，那么具体到底应该食用哪些食物呢？下面为备育男性推荐 10 种有益食物，日常注意食用可提升精子活力。各位备育的男性，快行动起来吧，一起来轻松吃出好活力！

增强男性活力
多吃这几种食物

虾：虾中蛋白质占 20.6%、脂肪占 0.7%，除此之外还含有丰富的钙、磷、铁、硒等矿物质。虾性温、味甘，能补肾壮阳，提高精子的活力，备育男性日常饮食可适当多摄入一些。

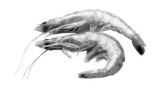

牡蛎：牡蛎中含有丰富的锌，锌对维持男性的生殖功能起着不可小觑的作用。在精子的代谢过程中锌是必需的物质，同时它还能增强精子的活力。因此备育男性的饮食中不可缺少牡蛎。

海参：海参含有丰富的营养，是一种高蛋白、高矿物质、低热量、低脂肪的食物。海参是天然的补肾壮阳食品，我国古代就有用其治疗阳痿的做法。

牛奶：牛奶中含有丰富的钙元素，备育男性适当喝些牛奶，对精子的运动、获能（精子获得穿越卵子透明带的能力）、维持透明质酸酶的活性以及对受精过程都有着非常重要的作用。

鳝鱼：鳝鱼中含有丰富的精氨酸，精氨酸是构成精子的主要营养物质，所以备育男性平时要吃些鳝鱼，以利于精子的生成以及精子活力的提高，为顺利孕育做准备。

韭菜：韭菜可温肾助阳，活血散瘀，理气降逆。韭菜别名"起阳草"，既易让男性亢奋，又能提高耐久力。韭菜还含有丰富的胡萝卜素、维生素 C 及多种矿物质，备育男性可经常食用。

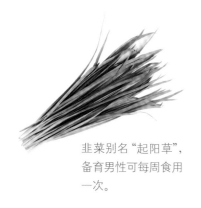

韭菜别名"起阳草"，备育男性可每周食用一次。

核桃仁：精子的生成需要大量的营养物质，其中以矿物质的需求量最为丰富，核桃仁中含有丰富的镁，这种矿物质可以提高男性的生育能力。

西红柿：西红柿含有一种天然的色素——番茄红素，能预防前列腺癌，还能改善精子浓度和活力，让精子强化成为"超级精子"。因为番茄红素是脂溶性物质，熟吃更容易吸收，不过，加热不要超过 30 分钟，否则番茄红素就会被自动分解掉。

羊肉：羊肉因其温热，具有补肾壮阳、暖中祛寒的功效。羊肉被人们奉为冬令补品，冬天吃羊肉，既能抵御风寒，又可滋生肾阳，强壮身体。注意羊肉不能与醋、茶叶一起食用，否则会引发便秘，而且还会降低壮阳补肾的效果。

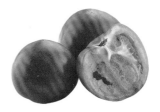

葡萄：葡萄中含有丰富的果糖，备育男性适当吃些葡萄，有利于精囊的健康，并能提高精子的活动能力。

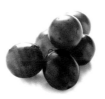

常吃葡萄可以提高精子的活动能力。

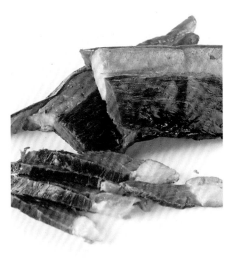

少吃加工过的肉制品 肉制品在腌制和加工过程中，常会产生亚硝酸盐。亚硝酸盐是导致身体疲劳，引发癌症的重要因素。

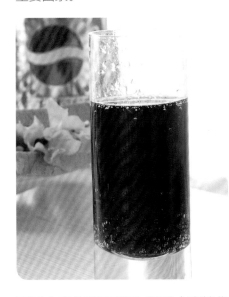

可乐会直接伤害精子 可乐会直接伤害精子，影响男性的生育能力。所以，备育男性应少喝或不喝可乐。

有些食物不应多吃

1. 动物内脏。动物内脏中胆固醇、饱和脂肪酸含量较高，常食用不利于人体健康。此外，动物内脏在活体内多直接接触各类食物，具有清除体内毒素的作用，如动物肝脏。动物无法及时代谢排出体外的有毒物质，毒素就会残留于内脏中。研究者曾在动物内脏，尤其是牛、羊、猪内脏中发现重金属镉，而镉能导致不孕不育。为了保险起见，备育的男性最好少吃动物内脏，每周吃一两次，每次不超过 50 克即可。

2. 海鲜。海鲜易引发过敏，其卫生问题也屡屡出现。而且随着近年来出现环境污染问题，海产品被污染的概率大大增加，尤其是重金属污染。某些重金属损害生殖健康，影响精子的活力和质量，最终影响受孕。因此，建议备育男性少吃海鲜，每周最多吃一两次，每次 100 克以下。购买海鲜时应去正规市场，挑选新鲜的买回来吃。另外，尽量避免吃剑鱼等容易受重金属污染的海鱼。

3. 加工过的肉制品和脂肪含量高的乳制品。肉制品在腌制和加工过程中，常会产生亚硝酸盐。亚硝酸盐是导致身体疲劳，引发癌症的重要因素。肉制品在加工过程中的卫生状况也令人担忧。备育男性大量食用加工肉类、高脂肪含量的乳制品等，会使有害物质在体内积聚，影响精子的质量和数量。

一定要远离可乐，这点很重要

美国的科学家研究发现，目前出售的可乐会直接伤害精子，影响男性的生育能力。科学家们对不同配方的可乐进行了试验，发现新型配方可乐能杀死 58% 的精子。若受损伤的精子与卵子结合，可能会导致胎宝宝畸形或先天不足。有些可乐型饮料含有咖啡因，在体内很容易通过胎盘的吸收进入胎宝宝体内，危及胎宝宝的大脑、心脏等重要器官，会使胎宝宝致畸或患先天性痴呆。因此正处于备孕期的男女应少喝或不喝可乐。

损害精子、影响男性性功能的食物

备育男性可以食用前面所讲到的提升精子活力、增强性功能的食物，但是同时也应该注意避免食用一些有碍性功能健康的食物。

烧烤油炸食物：这类食物中含有致癌毒物丙烯酰胺，影响睾丸生成精子，可导致男性少精、弱精。此外，油炸食物中的重金属镉直接对精子产生毒性，即使受孕也会影响胚胎质量，严重的还可导致畸形。

莲子心：清心泻火，能降血压，有养神、安心、止汗的功能，很受欢迎。但是莲子心中所含的莲心碱有平静性欲的作用，吃多了会降低性欲。

芥菜：味甘，性辛，能利水化痰、解毒祛风，有消肿、醒酒的功效。但经常或过量食用芥菜，可抑制性激素的分泌，最终影响生育能力。

芹菜：作为一种有药用价值的蔬菜，其降压作用广为人知。但过量食用芹菜会影响精子的生成，可能就很少有人知道了。男性多吃芹菜会抑制睾酮（雄激素）的生成，从而影响精子的生成，最终导致精子数量减少，影响受孕。不过，芹菜的这种影响是可以逆转的，即停止食用芹菜几个月后，生精功能就会恢复正常。

竹笋：其中含有大量草酸，可影响人体对钙、锌的吸收利用，缺锌可导致性欲下降，性机能减退。因此，男性不宜大量食用竹笋。

鱼翅：研究发现，鱼翅含有水银或其他重金属的分量均比其他鱼类高很多。而水银除了可能造成男性不育外，若人体内含量过高还会损害人的中枢神经系统及肾脏。所以备育男性不宜多食。

菱角：可平息男女之欲火。《食疗本草》指出："凡水中之果，此物最发冷气，人冷藏，损阳，令玉茎消衰。"

备育男性壮阳助性食谱

要生育一个健康宝宝,不能忽视孕前营养,特别是男士。合理选择食物、养成良好的饮食习惯对优生大有裨益。

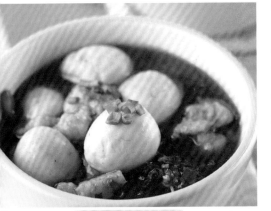

鹌鹑蛋烧肉

原料: 五花肉 200 克,鹌鹑蛋 5 个,葱段、姜块、料酒、酱油、白糖各适量。

做法: ❶ 猪肉焯水后,切成块;鹌鹑蛋煮熟,去壳洗净。❷ 油锅烧热,放葱段、姜块煸香,加入猪肉、鹌鹑蛋、料酒、酱油、白糖,大火烧开,转中小火烧熟透,再用大火收稠汤汁即可。

营养功效:鹌鹑蛋是很好的补品,有补益强壮作用。男性经常食用鹌鹑蛋,可增强性功能,并增气力、壮筋骨。

韭菜炒鸡蛋

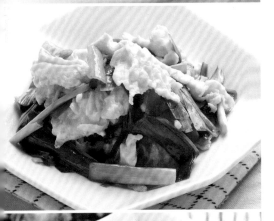

原料: 韭菜 150 克,鸡蛋 3 个,虾皮 50 克,盐适量。

做法: ❶ 把韭菜择洗干净,沥水,切成碎末,放入大碗内,磕入鸡蛋液,放盐搅匀。❷ 静锅置火上,放花生油烧热,倒入韭菜鸡蛋液煎炒熟,放虾皮翻炒均匀即可。

营养功效:韭菜又叫起阳草、懒人菜、长生韭等。韭菜不仅能刺激胃肠蠕动,还能促进食欲、杀菌和降低血脂,同时还具有助性的作用。韭菜子为激性剂,有固精、助阳、补肾等作用,能增强性欲。

羊肉栗子汤

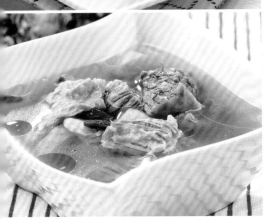

原料: 羊肉 150 克,栗子 30 克,枸杞子 20 克,盐适量。

做法: ❶ 将羊肉洗净,切块;栗子去壳,切块;枸杞子洗净,备用。❷ 锅内加适量水,放入羊肉块、栗子块、枸杞子,大火烧沸,撇去浮沫,改用小火煮 20 分钟,调入盐煮熟即可。

营养功效:羊肉含有丰富的蛋白质,具有补肾壮阳、暖中祛寒、温补气血、开胃健脾的功效。但羊肉属于热性食物,阴虚火旺、易口干、易上火的人尽量少吃。

葱烧海参

原料：葱段 120 克，水发海参 200 克，高汤 250 毫升，熟猪油、料酒、酱油、水淀粉、盐各适量。

做法：❶ 海参洗净焯烫；用熟猪油把葱段炸黄。❷ 海参放入油锅中，加入高汤、酱油、盐和料酒等，烧至汤汁只剩 1/3，用水淀粉勾芡浇于海参上。

营养功效：海参是补肾壮阳佳品，经常食用海参，对男性肾虚引起的消瘦、性功能减退，有较好的食疗效果。

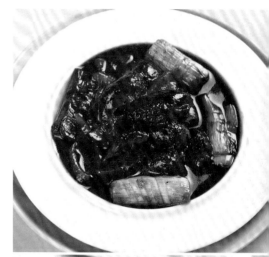

牡蛎粥

原料：牡蛎肉 100 克，大米、瘦肉各 30 克，料酒、盐各适量。

做法：❶ 大米洗净；牡蛎肉洗净；瘦肉切丝。❷ 大米放入锅中，加适量清水，待米煮至开花时，加入瘦肉、牡蛎肉、料酒、盐，煮成粥即可。

营养功效：牡蛎中含有丰富的锌、硒等矿物质，可以提升男性的生育能力。

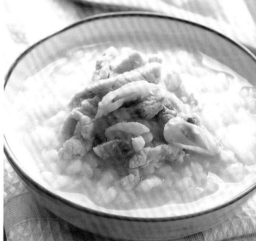

蒜香鳕鱼

原料：鳕鱼 250 克，面包屑 100 克，蒜末 50 克，葱末、姜各 15 克，盐、干淀粉各适量。

做法：❶ 鳕鱼洗净，切成厚片；姜去皮，洗净，切成粒。❷ 鳕鱼片加盐、葱末、姜粒、蒜末拌匀。❸ 将鳕鱼两面铺上一层干淀粉，入油锅煎至两面金黄时盛出。❹ 蒜末、面包屑分别放入五成热的油锅中炸至酥香，捞起；锅内留油，放入蒜末、面包屑、盐炒匀，浇在鳕鱼上即可。

营养功效：蒜具有杀菌的作用，对于男性而言，多食用蒜，还能增加精子数量。

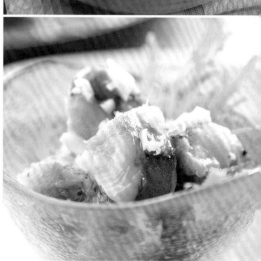

必须要知道的饮食宜忌

在日常生活中，很多不良的饮食习惯正在悄悄地影响着人们的健康，却不被大家所关注。然而，作为备孕夫妻来说，在饮食上一定要注意，因为这些不良的饮食习惯可能会对备孕以及将来胎宝宝的健康不利。

孕前宜多吃蔬菜和水果

蔬菜和水果中含有大量的维生素、矿物质以及膳食纤维，有利于人体补充身体所需的多种营养素。对于备孕女性来说，蔬菜和水果承担着提供维生素 A、B 族维生素（尤其叶酸）、维生素 C、维生素 E 的重要任务。孕前多食用蔬菜和水果有利于备孕女性平衡膳食，为孕期储备充足的维生素、矿物质。

对于备育男性来说也是一样的。蔬菜和水果中含有的大量维生素，是男性生殖活动所必需的，每天摄入适量的蔬菜和水果，有利于增强性功能，减慢性功能衰退，还能促进精子的生成，提高精子的活性，延缓衰老。多吃蔬菜和水果，少吃一些肉，尤其是脂肪含量高的肥肉等，有利于保持理想体重，进而有利于睾丸激素水平的稳定。但是需要注意，有些蔬菜可能不适合女性多吃，但却适合男性多吃，如胡萝卜。

宜多食有色食物

合理的饮食搭配有助于提高女性激素的分泌，促进机体新陈代谢，增强免疫功能，间接起到助孕的作用。

黑色食物对肾有保护作用，有助于加快新陈代谢和生殖系统功能，还能促进唾液分泌，促进胃肠消化，能增强造血功能，对延缓衰老也有一定功效。常见的黑色食物有黑芝麻、木耳、黑豆、黑米等。

黄色食物可以健脾，增强胃肠功能，恢复精力，补充元气，进而缓解女性卵巢功能减退的症状。黄色食物还能增强记忆力。可以常吃的黄色食物有黄豆、南瓜、小米、玉米、香蕉等。

绿色食物含有叶绿素和多种维生素，能清理肠胃，防止便秘，减少直肠癌的发病，保护肝脏，还能保持体内的酸碱平衡，增强机体抗压能力。菠菜、白菜、芹菜、生菜、韭菜、西蓝花等都是很好的选择。

食用胡萝卜，男女大不同

▲ 备孕女性过多食用胡萝卜后，摄入的大量胡萝卜素会引起闭经和抑制卵巢的正常排卵功能。因此，备孕女性不宜多吃胡萝卜。

▲ 备育男性适当吃点胡萝卜，可提高精子活力和质量。

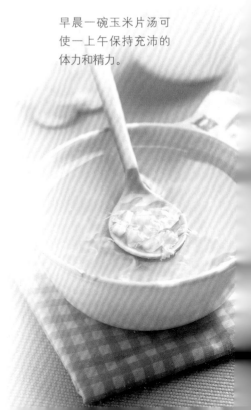

早晨一碗玉米片汤可使一上午保持充沛的体力和精力。

工作餐宜多样化

工作餐常常不能满足营养和卫生的需求，不妨自己动手，做出可口的营养食品。但如果必须要吃工作餐，那就要多花点心思了。遇到实在不喜欢吃的，挑最有营养的食物吃，将营养缺乏的可能降到最低。如果公司的餐厅又吵又乱，影响了你的食欲，不妨将午餐带到办公室。慎吃油炸食物，拒绝味重食物。正餐之余，可以自带一些牛奶、水果、全麦面包、消化饼等，核桃仁、杏仁等坚果也不错，不仅体积小、易携带，而且含有备孕期间需要的多种营养元素。

宜三餐规律

长期不按时吃饭，可能会导致糖尿病。很多人白天不按时吃饭，而晚上则吃一顿大餐，这会导致代谢紊乱，升高空腹血糖水平，并延长胰岛素反应时间；而且晚上人体活动减少，新陈代谢速度减慢，会造成脂肪在人体的蓄积，长此以往，就会引发肥胖。

吃饭不规律，最容易损害胃，降低人的抵抗力。当人感到饥饿时，胃里其实早已排空，此时胃液就会对胃黏膜进行"消化"，容易引起胃炎和消化性溃疡。过于饥饿，还会引发低血糖，甚至引起昏迷、休克。

不按时吃饭，无法供应足够血糖以供消耗，便会感到倦怠、疲劳、精神无法集中、精神不振、反应迟钝。食物在胃内的停留时间为四五个小时，因此一日三餐的安排是符合人体需要的。

早餐尽量品种丰富，保证蛋白质、碳水化合物、维生素的均衡；午餐以吃饱为准，不宜食用过多；晚餐要挑选好消化的食物，并降低脂肪、糖类、盐的摄入。

宜喝白开水

纯净水不含矿物质，如果长期饮用，再加上偏食，可能会导致某些元素的缺乏，从而引起人体体液的改变，最终导致抵抗力下降，容易生病。矿泉水中的矿物质丰富，可以饮用含有丰富钙、镁元素的矿泉水，以满足人体需要。但每一种矿泉水中几乎都含有钠，过多饮用易导致高血压。

其实，白开水才是最适宜饮用的。新鲜白开水不但无菌，而且水中的氮及一些有害物质也被蒸发掉了，同时还保留了人体必需的营养物质。但晾凉的白开水放置时间超过 20 个小时，最好倒掉不喝，以免导致腹痛、腹泻等疾病。

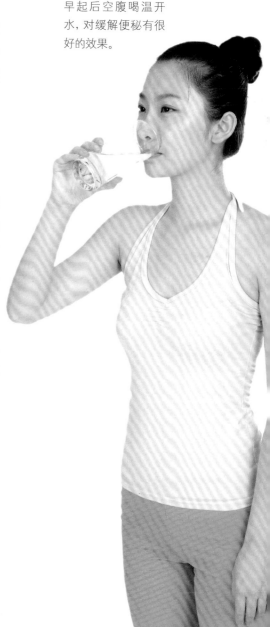

早起后空腹喝温开水，对缓解便秘有很好的效果。

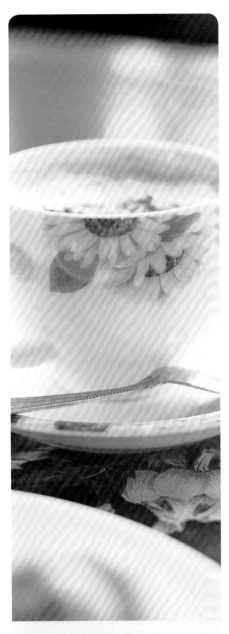

不宜过度饮茶

孕前过多地饮用浓茶，有引起贫血的可能，也有给未来的胎宝宝造成先天性缺铁性贫血的隐患。

不宜过度饮茶、喝咖啡

茶叶中含有大量的单宁、鞣酸以及咖啡因。茶中含有的大量单宁，能和食物中的蛋白质结合，变成不溶解的单宁酸盐，而且能同食物中的其他营养成分凝集而沉淀，影响孕妈妈、胎宝宝对蛋白质、铁、维生素的吸收利用，进而发生营养不良；鞣酸有收敛作用，影响肠道的蠕动，易使孕妈妈发生便秘；鞣酸可与食物中的铁元素结合形成一种不能被机体吸收的复合物；咖啡因具有兴奋作用，可使孕妈妈失眠等。

孕前过多地饮用浓茶，有引起贫血的可能，也会给未来的胎宝宝造成先天性缺铁性贫血的隐患。孕期饮用过多会刺激胎动增加，甚至危害胎宝宝的生长发育。

长期大量饮用咖啡，可导致睡眠障碍，心跳节律加快，血压升高，并易患心脏病，增加胰腺癌的发病率；咖啡中的咖啡因，还有破坏维生素 B_1 的作用，以致出现烦躁、容易疲劳、记忆力减退、食欲下降及便秘等。

孕妈妈服用过量咖啡导致胎宝宝损伤甚至流产的病例不胜枚举。每天喝大量咖啡的孕妈妈所生的婴儿没有正常婴儿活泼，肌肉发育也不够健壮。虽然咖啡可以提神醒脑、减轻疲劳感，但对于备孕夫妻来说，还是少喝为好。

不宜吃隔夜食物

节约是美德，但是吃隔夜食物会对身体造成危害，就得不偿失了。

部分绿叶类蔬菜中含有较多的硝酸盐类，煮熟后如果放置的时间过久，在细菌的分解作用下，硝酸盐便会还原成亚硝酸盐，有致癌作用。如果同时购买了不同种类的蔬菜，应该先吃茎叶类的，比如大白菜、菠菜等。

鱼和海鲜隔夜后易产生蛋白质降解物，会损伤人体肝、肾功能。

隔夜汤即使第二天煮开了再喝，对健康也非常不利。最好的汤水保存方法是，汤底不要放盐之类的调味料，煮好汤后，用干净的勺子盛出当天要喝的，喝不完的，最好晾凉后密封存放在冰箱里。

银耳汤煮熟后如果放的时间比较长，营养成分就会减少，并产生有害成分。人喝了这种汤，会影响造血功能。

不宜食用腌制食品

在腌制鱼、肉、菜等食物时，容易产生亚硝酸盐，亚硝酸盐在体内酶的催化作用下，易与体内的各类物质作用生成亚硝酸胺类的致癌物质，并能促使人体早衰。

不宜过度减肥

夫妻双方合适的体重可以助孕，肥胖影响受孕，过瘦同样不利于生育。现实生活中女性往往比男性更注重体形，而花很多精力去减肥。

成年女性每次在月经来潮时都会消耗一定量的脂肪，如果脂肪太少会干扰女性月经规律。正常的月经是女性具备生育能力的一种表现。如果采用节食的方式减肥，长此以往，将会使女性体内的脂肪过度减少，造成排卵停止，最终导致不孕。脂肪含量还会影响女性体内雌激素的水平，体内缺乏足够的脂肪，会使雌激素失去应有的活力，使女性失去受孕的能力。

女性在怀孕之前积累的脂肪量需占体重的 22% 才有可能受孕，在 28% 以上才有足够的能量储备以维持孕期和产后 3 个月的哺乳所需。孕前，如果真的是因为体重超标需要减肥，最好能留出 3 个月到半年的时间让体重降下来，等身体适应新的模式，并建立良好的循环后再怀孕。

不宜过度嗜辣

辛辣食物会引起消化功能紊乱。经常食用辛辣食物，容易出现胃部不适、消化不良、便秘、痔疮等症，不利于身体健康，也不利于备孕。

不宜经常在外就餐

备孕夫妻尽量不要在外就餐，如果要在外面吃饭，就需要注意营养搭配和卫生情况。餐馆的饭菜，通常油、盐、糖等比较多，高热量、高脂肪、高蛋白，易使人患高血压、糖尿病等。油炸食品和不合格的添加剂有致癌作用。经常在外就餐，容易造成营养不全面，抵抗力下降。有研究发现，常吃烤肉、香肠等肥腻食物，可影响男性的生殖能力。

如在外面吃饭，尽量不喝甜饮料，可以代之以绿茶、乌龙茶、菊花茶等饮品；要先吃主食，能保护肠胃；选择不需要加入油的烹调方式，如凉拌、清蒸、酱卤、白煮、清炖、汤菜等；多吃蔬菜和豆制品，少吃肉类食品；即使宴饮时间较长，也不要吃得太饱。

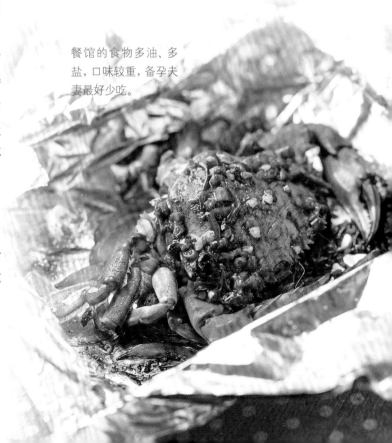

餐馆的食物多油、多盐，口味较重，备孕夫妻最好少吃。

众姐妹分享好孕经验

喝豆浆要注意

喝豆浆能够帮助女性补充雌激素，调节内分泌，有利于怀孕。但是喝豆浆时需要注意豆浆一定要煮熟，才能去除有害成分，同时要注意豆浆应该加白糖调口感，而不要加入红糖，因为红糖里的有机酸和豆浆中的蛋白质结合后，会产生沉淀物，大大破坏了豆浆的营养成分。

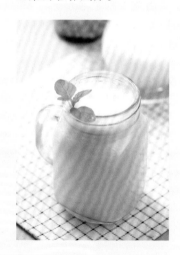

备孕关键词

- 卵巢早衰
- 减肥
- 体重

小糖糖，豆浆助孕——喝起来，怀得快

◎应该

做好怀孕计划

及时调理月经

去医院检查

听医生建议

尽量食补

多喝鲜榨豆浆

放松心情

按时复查

◎不应该

忽视月经不调

胡乱吃药

我的月经一直不是很准，来月经的前两天还会有痛经的症状，之前由于没打算要孩子也就没去医院看，现在有计划了就得重视这个问题。

我是看的中医，结果是内分泌失调，孕激素偏低。大夫建议我连续喝一两个月黑豆浆或黄豆浆进行食补，之后复查孕激素。幸好我自己没有乱吃药，虽然已经买了调经的药。

回家立马执行，坚持每天自己榨杯豆浆喝，同时注意放松心情。喝了一个月，发现月经周期没有原来那么长了，痛经都减轻了，去医院复查孕激素正常啦。真是振奋人心呀。

月经准了，这怀孕就顺利了，第二个月就中了，现在就等宝宝落地了！

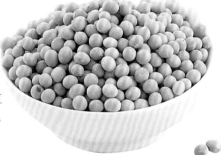

黄豆可以和其他豆类一同磨成豆浆，营养更全面。

蕾蕾，适量叶酸——正确补充叶酸才好孕

我跟老公结婚 3 年了，现在开始打算要宝宝了。之前我们一直避孕，没出现过意外，也没做过流产，我也没什么妇科疾病。上网查了备孕知识，知道要补充好多营养素，尤其是叶酸，所以我买了叶酸增补剂，在备孕时坚持每天服用。

我拉着老公去做了孕前检查，两人一切正常，医生建议可以怀孕，瞬间就放心多了。期间我让老公注意补充维生素 E，也别熬夜，尽量少去应酬喝酒，他也算是配合。我自己以为万事俱备，只欠东风——排卵期同房。结果我的月经却紊乱了，想找排卵期难上加难。第一个月就这么错过了。第二个月情况依旧，什么基础体温、排卵试纸、B 超监测都用上了，就是没发现成熟卵泡。而且我老是觉得胃口差，不想吃东西，还容易口腔溃疡，以前也有过，所以没当回事。

我就去医院检查，医生建议我做一下微量元素的检测，结果发现锌的含量很低。医生问我的日常饮食情况，我说就比以前多吃了叶酸。医生问了我叶酸吃多少，我就如实相告。这下真相大白了，原来叶酸吃错了，过量了！我吃的是 5 毫克的叶酸片，正常备孕只用吃 400 微克的剂量就够了。就是因为我吃多了，才导致锌缺乏。

最后，把叶酸换成正常剂量的，我的月经才规律，过了两个月，宝宝就来了。

一般情况下建议女性从孕前 3 个月到孕后 3 个月持续补充叶酸，这样可以预防胎儿畸形。但是叶酸补充过量会导致身体缺锌，缺锌则不利于女性正常排卵。所以女性一定要注意正确恰当补叶酸。

另外还有一种情况，许多女性在备孕期间坚持服用叶酸（正确剂量），但是却一直没有怀上，有的可能持续半年都没有怀上，这时就会担心自己补充叶酸是否过量。其实叶酸是水溶性维生素，过多的量人体会自动排出，如果身体没有出现明显的异常不适，就不用担心过量问题。

备孕关键词	
● 月经规律	● 缺锌
● 孕前检查	● 卵泡
● 监测排卵	● 叶酸增补剂

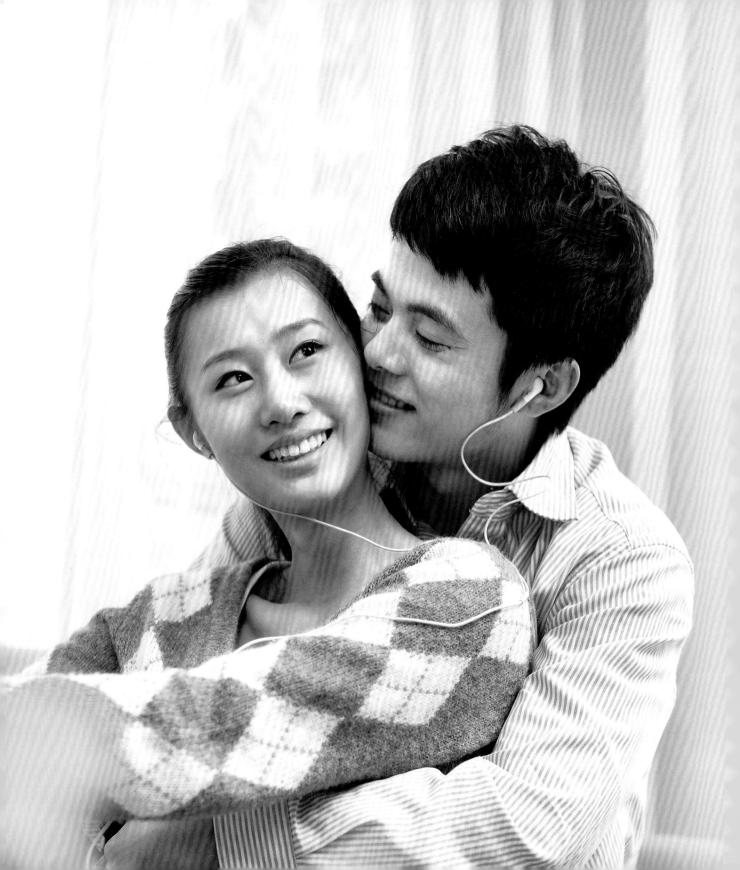

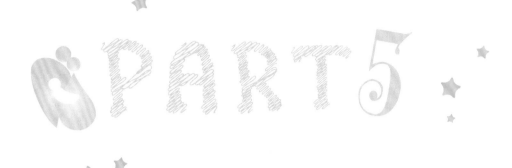

好心情，好"孕"气

　　许多备孕的家庭一想到将来会有一个小宝宝成为家庭的新成员，就会又激动又紧张，甚至还会有担忧和顾虑。其实，许多备孕的夫妻都是经过理性思考之后，才做出要宝宝的决定的，这种情况下双方就应该放松心情，以积极的心态去迎接人生中这一重要时刻。有了好心情，自然有好"孕"气！

轻松心态，快乐备孕

宝宝的健康与父母孕前的精神健康有着密不可分的微妙关系。夫妻乐观的心态、健康的心理对未来宝宝的成长大有助益。所以，夫妻双方在决定要孩子之后，一定要努力调整自己的情绪，以一种积极乐观的心态面对未来，让希望充满生活的每一天。

想怀孕又怕怀孕，怎么办

很多女性一方面想怀孕，一方面又对怀孕抱有一种担忧的心理：一是怕影响自己的体型，二是怕分娩时难以忍受的疼痛，三是怕自己没有经验，带不好孩子。

其实，这些担心是没有必要的。虽然怀孕后由于生理上的变化，体型也会发生改变，但是只要注意用科学的方法进行锻炼，产后体型也可以恢复。分娩更不用担心，因为这是一个很自然的过程，只要配合医生，每个孕妈妈都会平安诞下宝宝。孩子出生后，看到他可爱的样子，每一对夫妻都会产生强烈的责任感，眼前的困难也会迎刃而解。有了宝宝之后，许多夫妻都会发现自己比原来更能干了，这是因为孩子的出生让你们成长、成熟了许多。

在迎接宝宝的这段时间里，备孕女性可以学习和掌握一些孕产方面的知识，了解怀孕过程中可能出现的变化或者不适。这样一旦有这些生理现象出现，才能够正确对待，泰然处之，避免不必要的紧张和恐慌。

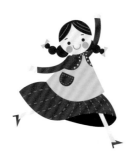

求子心切要不得

许多备孕夫妻在决定要孩子后，会不由自主期待快点怀上宝宝，升级当孕妈准爸。适度的期待是好的，但是有些夫妻会因为太过期待，又没有很快怀上，产生紧张的情绪。这种求子心切的心情是可以理解的，但备孕的夫妻应该注意适度调节，避免备孕期情绪过度紧张。

情绪紧张会导致肾上腺皮质激素分泌过多，打乱人体激素平衡；减弱性欲，性冲动减少；导致血管收缩，限制男性制造精子时所需的血液流动；使男性精液容量降低，畸形精子数量增加；还会打乱女性生理周期等。

别怕，怀孕好处多

◦ 增强女性对子宫和卵巢疾病的免疫力。减少子宫肌瘤、子宫内膜癌、卵巢癌发生概率，可以治疗子宫内膜异位症。

◦ 减少乳腺问题。临床资料表明，哺乳可降低患乳腺癌的风险。

◦ 痛经不再来。生产后女性痛经症状会减缓或完全消失。

受孕需要时间，别总疑心自己不孕

有些女性备孕了好几个月，却始终没有怀上，就开始担心自己是不是身体有问题，会不会得了传说中的不孕症。其实就正常备孕的夫妇来讲，如果不采用避孕节育措施，约有60%的育龄夫妇在结婚后的6个月内怀孕，80%在9个月内怀孕，85%～90%在1年内怀孕，约有4%在结婚后第二年怀孕。而不孕症是指有正常性生活、未采取避孕措施，2年后女方未能怀孕。所以一段时间内没有怀孕，并不能说是不孕。

相信自己，你完全可以做一个好爸爸

好父亲，首先要是个好男人。对于家庭的态度，要博大宽容，细心呵护。在物质生活方面，你可能不是那么富有，但不要放弃对美好生活的追求。同时，要帮助孩子树立正确的世界观、人生观、价值观。

首先是经济上，你可能会有些担心，现有的收入是否能够给自己的孩子最好的生活；其次，还担心有时还不大成熟的自己能否承担做父亲的责任；甚至，你可能还担心，有了孩子后会被家庭琐事牵绊，影响事业发展。

孩子其实并不需要最好的物质生活，一个幸福稳定的家庭，一对温和慈爱的父母，才是孩子成长最关键的因素。教育孩子的确是一件非常有挑战性的事情，教育孩子的过程也是父母成长的过程。用心、细致和爱，会让你们成为越来越好的"父母"。有了孩子，事业发展有了更强的动力；孩子还会让你忘却职场的疲惫。相信自己，你完全可以做一个好父亲。

为什么会假性怀孕

所谓的"假性怀孕"是指女性出现一些类似怀孕的症状，如停经、恶心呕吐、腹部明显隆起、自己甚至感觉有了胎动，但到医院检查，却发现没有怀孕。

造成假性怀孕的原因有很多。绝大多数的假性怀孕是由心理因素造成的。因为内心十分渴望能怀孕，所以身体上就产生了一些类似怀孕的症状，通常这种类型的假性怀孕，体内的人绒毛膜促性腺激素（HCG）并不会上升，故而通过尿检验孕或抽血验孕均可确定是否属于假性怀孕。

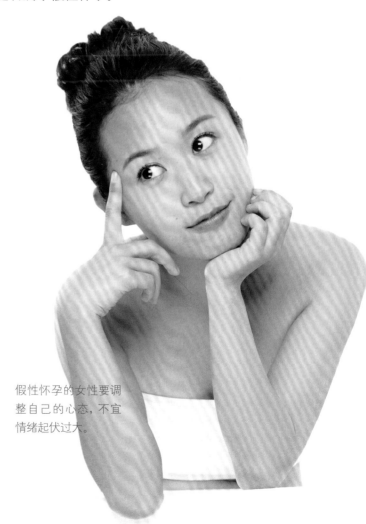

假性怀孕的女性要调整自己的心态，不宜情绪起伏过大。

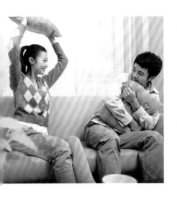

备孕夫妻放松心情的 10 大妙招

工作和生活的压力已经让备孕夫妻有些疲惫，再加上备孕的压力，许多夫妻都感到精神紧张。但是要想怀上宝宝，就一定要调整好心态，以最佳状态备孕。父母健康、快乐，不仅是生个健康宝宝的前提，而且可以让宝宝有个开朗活泼的性格。化解情绪紧张、使心情放松的方法很多，找到最适合你的，让自己在最短的时间内恢复到最佳状态。

慢慢来，放轻松
让幸福顺其自然

暗示： 对健康、怀孕充满积极的联想，这会带给你们力量。将不好的情绪赶走，时刻鼓励自己，可以完成这件事。

深呼吸： 平缓、深度呼吸，让肺部充满空气，让身体得到更多的氧气，让生命能量自由循环，你就会慢慢平静，情绪得以平复。长期坚持深呼吸还有利于健康。

运动： 定期运动是释放压力最好的方法，运动能促进脑垂体释放一种叫内啡肽的物质，这种物质有缓解压力的作用，可以让人产生放松感。所以日常生活中可做简单的运动，如散步、慢跑、打羽毛球等。

按摩： 深层按摩能释放长期积累的压力，让人放松并产生满足感。按摩过程中加入玫瑰、薰衣草、柑橘、橙花等精油，能让按摩效果加倍。

音乐： 舒缓优美的音乐能够让人心旷神怡，压力自然也会得到缓解。备孕时可尝试听一些喜欢的音乐，也可以自己演奏或演唱。自己演奏或演唱能将自己的情绪表达出去，有利于缓解压力。

写下心情：拿出纸和笔，写下让自己担心的事情，再写出最佳的解决方案和最差的后果，你就会发现很多事情没有想象的那么严重。现实中许多备孕女性通过写备孕日记来舒缓心情。

倾诉：有的时候感觉压力很大，但又不知道如何排解，这时，倾诉就是最好的方式。夫妻之间可以进行沟通倾诉，也可以向自己的好朋友倾诉，即便对方提不出解决方法，你也会感觉压力减小了很多。

培养兴趣爱好：培养一个兴趣爱好，可以做自己觉得有趣或有意义的事，例如手工、养花、拍照等。这样不仅不会觉得累，还会觉得生活更加丰富多彩，有利于缓解工作和备孕造成的压力。

冥想：每天用 10 分钟的时间使自己彻底安静下来，清空大脑，尽量做到不受外界环境干扰。冥想的要诀就是放空，让人在内心明晰的状态中放松自己，同时保持意识清醒。

旅游：安排一次休假，离开熟悉的环境，以轻松的心态去感受外面的世界，暂时脱离的状态有利于自己换一种心情去面对现实。可以安排亲近大自然的旅游，在感受大自然奇妙的同时会轻松忘却自己的压力。

放松心情，增进夫妻感情

和谐的夫妻关系，是生个健康宝宝必不可少的条件。夫妻之间需要多沟通，调整彼此的心态。一方心态不好时，伴侣需要好好劝导和安慰，帮助对方摆脱困境。丈夫在这一时期更要包容和忍让，平时尽量避开容易引起争执的话题，让妻子保持平和的心境。以下是增进夫妻感情的几个好办法：

- 夫妻之间凡事要互相忍耐。
- 如果意见不同想要大声说话时，互相先离开一会儿。
- 夫妻彼此要以诚相待。
- 夫妻双方尽可能明确地向对方表达爱意。
- 如果一方不快乐，另一方要想方设法帮助对方忘掉不快乐的事。
- 每晚临睡前，夫妻要相互回忆当天快乐有趣的事，并一起计划明天的事。

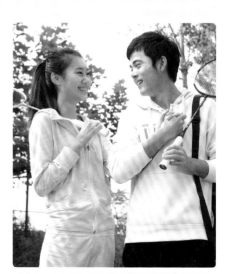

宝宝和事业，当然可以兼得

许多备孕的女性因为担心有了宝宝会影响工作，所以将生宝宝的计划一拖再拖。其实，宝宝和事业并不冲突，许多在事业上取得成功同时又孕育了健康宝宝的女性就是例证。生宝宝对男性的影响相对少一些，但是男性也应该注意在工作之余多多关心体贴妻子。

孕育孩子，女性好处多

◆ 更明白幸福的真谛。生过孩子的女性能真正体会到亲情、爱情的可贵。怀孕、分娩的过程更能让女性体会到做母亲的神圣。

◆ 更明白家庭责任所在。做了妈妈的女性就会有种家庭责任感，能精力充沛、尽职尽责地工作。

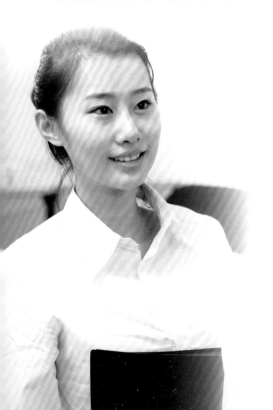

谁说生宝宝就不能升职

有些职场女性准备要一个宝宝的时候，总是面临两难：要宝宝还是要工作。其实这两者之间并不存在必然矛盾。因为即使在怀孕期间，你也可以继续工作，只要注意将工作强度调整到恰当的程度，注意工作时间不要太长就好。如果是经常出差的工作就要三思而行了，因为孕中期之后你硕大的腹部会给你带来不便和麻烦。

如果年龄不大，可以考虑等过了职位晋升的关键时期再要宝宝，毕竟妈妈收入的提高对宝宝今后的生活有帮助。但如果已经过了最佳生育年龄，就要慎重考虑了。女性的最佳生育年龄为24~30岁。

女性过度晚育，不仅会增加怀孕难度，还有可能增加患卵巢癌、子宫内膜异位症以及乳腺癌等妇科疾病的风险，而且易对胎宝宝产生不利影响。

特殊岗位早做调整

长时间从事电磁辐射相关作业的女性，易出现月经不调，如果长期受到超强度的电磁辐射，还可能出现皮肤衰老加快，恶性肿瘤患病概率增加的情况；孕妈妈流产率升高；胚胎发育不良、畸胎发生率升高。电磁辐射还会导致头痛、失眠、心律失常等神经衰弱症状；男性则会引起精子活性降低，数量减少。

为保护母婴的身心健康，在孕期前3个月，职场备孕女性应该不接触或少接触电磁辐射相关作业。长时间在计算机前工作的女性，最好选用辐射强度稍小的液晶显示屏，还可在显示屏前加一层防护屏，并穿防辐射的衣服。此外，手机的辐射也不可忽略，最好不要一边在计算机前工作一边打手机。

产检假、产假、哺乳假早知道

　　有些孕妈妈在孕期过程中总是担心自己因为怀孕而耽误工作，更担心因此被辞退。其实，这些担心是没必要的。孕妈妈在工作中受到法律的特殊保护，了解这些法律法规，明白自己的特权，才能使自己的权益得到保障，并更好地协调工作和孕育。

1. 怀孕后不被辞退是权利。《女职工劳动保护特别规定》第四条：不得在女职工怀孕期间、产期、哺乳期降低其基本工资，或者解除劳动合同。该规定第七条，女职工在怀孕期间，所在单位不得安排其从事国家规定的第三级体力劳动强度的劳动和孕期禁忌从事的劳动，不得在正常劳动日外延长劳动时间，对不能胜任原劳动的，应当根据医务部门的证明，予以减轻劳动量或者安排其他劳动。

2. 产检假算作劳动时间。《女职工劳动保护特别规定》第七条还规定：怀孕的女职工，在劳动时间内进行产前检查，应当算作劳动时间。

3. 产假休养是法定。《女职工劳动保护特别规定》第八条明确规定：女职工产假为 98 天，其中产前休假 15 天。难产的，增加产假 15 天。多胞胎生育的，每多生 1 个婴儿，增加产假 15 天。晚婚晚育夫妻双方中有一方可申请加 30 天的产假。

4. 哺乳假别忘记。《女职工劳动保护特别规定》第九条：对哺乳未满 1 周岁婴儿的女职工，用人单位不得延长劳动时间或者安排夜班劳动。用人单位应当在每天的劳动时间内为哺乳期女职工安排 1 小时哺乳时间；女职工生育多胞胎的，每多哺乳 1 个婴儿每天增加 1 小时哺乳时间。

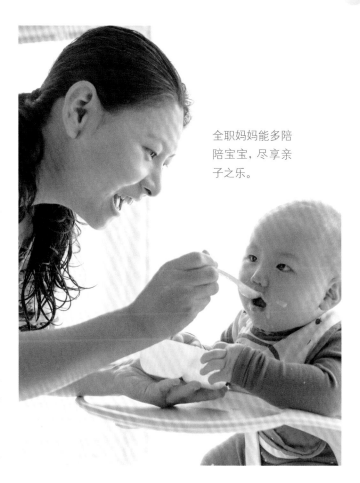

全职妈妈能多陪陪宝宝，尽享亲子之乐。

全职妈妈慎重选择

　　随着教育越来越倡导示范作用，且孩子 0~3 岁是情商教育的最佳时期，所以，很多女性选择做一个全职妈妈。但这对于妈妈们今后重新就业是个极大的挑战，如果有条件的话，年轻的母亲可以在孩子出生到 1 岁半时在家全职照顾孩子，而一年多的时间里，女性个人的知识和能力也不至于滞后和下降太多。

　　无论是被动还是主动选择做全职太太，都应从个体价值和社会价值等多个方面进行权衡考量，还应考虑长期在家可能带来的经济上、心理上的压力。

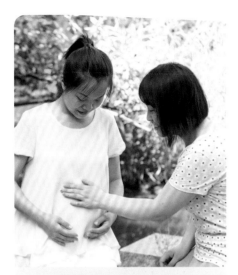

多听听过来人的建议

作为过来人的女同事，能够提供许
多怀孕和育儿经验，让孕妈妈体会
到别样的温暖。

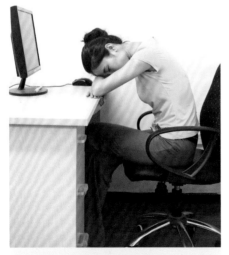

注意调节自己的情绪

怀孕后，孕期的不适可能让孕妈妈
压力很大，要以平静的心态面对。

职场孕妈生存 5 法

很多备孕女性都担心怀孕以后上班会有很多不便的环境因素。其实，只要你学会沟通，学会求助，周围的人还是很愿意帮助和迁就孕妇的。工作中注意以下几点，就能让你工作孕育两不误。

1. 适时告知领导和同事。怀孕女性要找一个恰当的时机，尽早将这件事情告诉领导，让领导有一个接受和考虑实际情况的时间，为接下来的工作以及一系列安排做好铺垫。对领导隐瞒怀孕的事情，到遮掩不住时才承认怀孕，这种做法未必聪明，反而会破坏你跟领导间的信任关系。建议怀孕 3 个月较稳定且确定怀孕成功后，就要找个好机会主动跟领导和同事说。

2. 在工作之余，汲取育儿经验。很多孕妈妈认为，这一阶段是她们与已育女同事关系最融洽的阶段，"腹中的孩子几乎成为我的快乐护身符"。那些作为过来人的女同事，提供了许多怀孕和育儿经验供你借鉴，让你体会到别样的温暖。这些贴心经验经过妈妈们的实际检验更加科学和客观，可比你待在家中由婆婆或母亲传授的经验客观得多。

3. 不要长时间待在空调屋。国外一项研究显示，长期在空调环境里工作的人 50% 以上有头痛和血液循环方面的问题，而且特别容易感冒。这是因为空调使得室内空气流通不畅，负氧离子减少。预防的办法很简单，定时开窗通风。还有，怀孕期间，尽量每隔两三个小时到室外待一会儿，呼吸一下新鲜空气。

4. 不宜带"情绪"上班。怀孕后，孕期的不适可能让孕妈妈压力很大，情绪容易波动。孕妈妈要谨记，无论工作中遇到什么问题，都要以平静的心态面对。需要注意的是，不要无端地发脾气，这会对自己的身体不利，也会影响同事的心情。

5. 寻求帮助时别害羞。在告知同事自己怀孕后，孕妈妈遇到问题应该大方自然地请求同事的帮助。如在需要搬重物时，直接求助于同事，相信大家都会主动帮忙的。另外，办公室如果有吸烟的同事，可以委婉地建议他们到吸烟室吸烟。

职场孕妈早期不适巧化解

● 胃灼热

孕早期，孕妈妈可能会经常感到饿，还带着胃部烧灼的难受感。为了避免这种情况，孕妈妈要在办公室存放一些零食，如小蛋糕、面包、坚果等，饿的时候食用。

● 呕吐

孕吐可能会发生在上班路上或者办公室，所以，孕妈妈要多放些手绢、纸巾和塑料袋在随身的包中，以备不时之需，避免尴尬。每天上班前，孕妈妈一定要吃早餐。即使没有胃口也要少吃一点。这样，对孕妈妈的胃有好处，也可以减少孕吐的次数。

● 嗜睡

孕早期，孕妈妈总会觉得很疲惫，眼皮也经常"打架"，总也睡不够似的。其实这是体内激素分泌变化的影响，一般会延续到怀孕 3 个月以后才能缓解。所以，孕妈妈晚上睡觉的质量要高，尤其不能再熬夜了。如果允许的话，孕妈妈最好能在午休的时间小睡一会儿，补充体力。工作期间觉得累了，可以深呼吸一下，站立起来舒展肢体，也可以出去走走。

宝贝驾到，爸爸使劲拼吧

小宝贝的到来意味着开支增加，而且还可能导致收入的减少，因此，在此之前要考虑好这个问题，做好财务预算。例如，怀孕到生产可能的花费，孕前体检女方费用约 500 元，男方费用约 300 元。孕期产检全程约 2500 元，包括常规检查、唐氏筛查和三维彩超一次。住院自然分娩约 3000 元，无痛分娩约 4000 元，剖宫产约 6000 元，这指的是普通病房，如果贵宾病房或特殊病房，3 天的费用会增加 1500~2000 元（以上费用仅作参考，不同地区、不同医院费用会有所差别）。不过，孩子不是一天就长大，所需的花费也是逐渐产生的，所以，完全没有必要等攒够了所有的钱才考虑要个孩子。

但是仅仅做好工作，使收入有保证还不够。妻子在怀孕阶段，非常需要丈夫的关心和照顾。因此，丈夫应该学会主动关心体贴妻子，主动为妻子做些事，为妻子提供最大的便利和帮助。比如，帮妻子系鞋带，拉背后的拉链，帮妻子捡东西，做家务等。

宝贝即将驾到，工作家庭都要好，爸爸使劲拼吧。

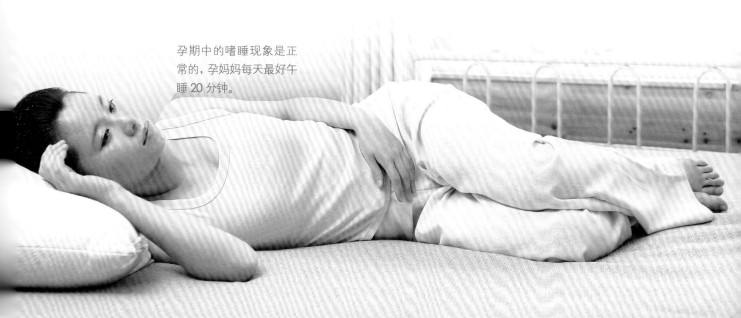

孕期中的嗜睡现象是正常的，孕妈妈每天最好午睡 20 分钟。

众姐妹分享好孕经验

由于个体差异，不同体质的女性在孕前的营养补充和饮食调理的开始时间、营养内容等问题上也不尽相同，要因人而异。

体质及营养状况一般的女性，在孕前3个月至半年要注意饮食调理，每天要摄入足量的优质蛋白质、维生素、矿物质和适量脂肪，因为这些营养素是胎宝宝生长发育的物质基础。

对身体瘦弱、营养状况较差的女性和素食女性、偏食女性而言，孕前饮食调理更为重要。这类女性最好在怀孕前一年左右就应注意上述问题。除营养要足够外，还应注意营养全面，不偏食、不挑食，搭配合理，讲究烹调技术，多调换口味。

孕妇奶粉是怀孕以后喝的，对于准备怀孕的人来讲，多吃蔬菜，控制体重，心情愉快放松，才是最有效的催化剂。

Amy，备孕3个月——心情放松，升级成功

◎应该

记录月经周期

做备孕准备

放松心情

老公支持

逛论坛取经

稳定情绪

安排好同房时间

控制体重

◎不应该

胡乱大补

着急

总怀疑自己不孕

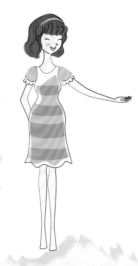

备孕第1个月：过于自信的我收获了满满的失望

我的月经周期一直都是28天，最多有1天的推迟或提前，所以想要宝宝了，我是势在必得，啥准备都没做，就在月经结束后第14天（自认为是排卵日）特意AA了。结果月经没按时来，还暗自高兴。过了4天，月经来了，我失望极了。

备孕第2个月：边胡思乱想，边大补一通

第一个月没有成功，打击不小。老公一直安慰和鼓励。可是我担心自己像电视上说的那样——不孕。赶紧行动起来，去超市买了一桶孕妇奶粉，每天都喝，还让老公隔三岔五去饭店定个烤鸭，定个比萨，一个月下来，我长了3斤，不少人都以为我怀孕了，很郁闷。

这还不够，看到网上说排卵试纸有用，马上购买2盒，在出现强阳的当天和第二天都做了功课，还用枕头垫了半个小时。结果月经又推迟了4天到来。

备孕第3个月：心情放松，升级成功

正在犹豫着要不要和老公去做不孕不育检查，当医生的堂姐打来电话说：备孕超过1年没有怀上，才叫不孕，你刚2个月，着什么急啊！挂上电话，我顿感轻松，轻装上阵。同时，在论坛上还看到一个受孕技巧，就是在月经结束后的第10日、12日、14日隔天做功课，概率很高。

在这个月，公司奖励优秀员工去海南旅行，我每天都兴高采烈地商量着准备什么东西，到那了怎么玩，对怀孕没有放在心上。没想到居然成功了！

五月妈妈，击破假孕——心情很重要

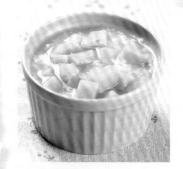

◎应该

上网学习备孕

补充维生素 E

老公多喝蜂蜜水

放松心情

适量跑步

老公理解

与家人多沟通

使用排卵试纸

◎不应该

压力太大

吃得过多

结婚半年婆婆就开始问何时让她抱孙子。一开始也没上心，结果试了 4 个月都没有反应。婆婆问了好几遍，压力山大呀。我开始上网查备孕的资料，买排卵试纸、叶酸和维生素 E，还让老公多喝蜂蜜水。

第 5 个月，抓住排卵期同房，一周后我就觉得自己怀上了。因为我乳房胀痛、白带增多，总觉得饿，吃得多了，小肚子就开始明显。我跟老公都认为肯定中了。可就在月经推迟了 5 天的时候，发现大姨妈来了。上网查了，许多姐妹也有类似的假孕症状。老公跟婆婆沟通过了，让她别给我太大压力，我们俩还一起跑步放松心情，结果第 6 个月的时候宝贝就来了。

所以各位姐妹一定要放松心情，别跟我一样被假孕忽悠呀。

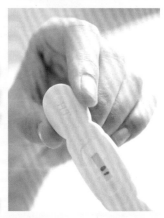

排除假孕可能性

在备孕路上，许多女性可能因为心理原因或者其他疾病导致假孕症状，其实大家不要过于担心，只要在出现这些早孕症状时自己检测验孕就行了。可使用早孕试纸验孕，也可去医院查血和 B 超。即便知道是假孕，也别太灰心，心态积极才有利于受孕。

备孕关键词

● 月经

● 卵泡监测

● 排卵试纸

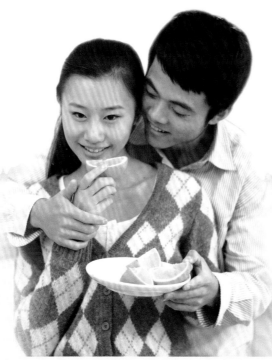

放松心情，和丈夫一起做运动、补充营养，好孕自然到。

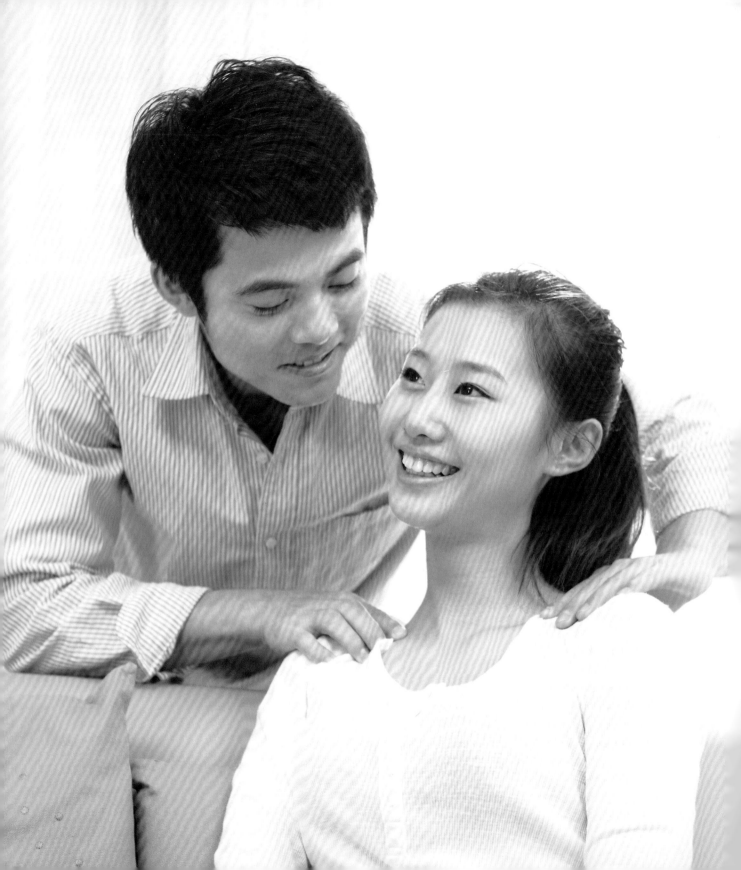

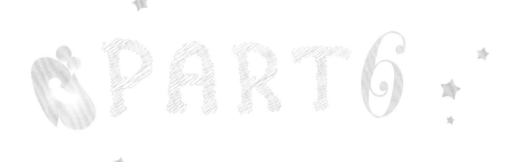

特殊女性，轻松备孕

　　有些女性可能已经过了生育最佳年龄才开始备孕，有些女性可能有流产史，而有些妈妈计划生二胎了，还有一些女性有特殊病症，如甲亢、甲减等，这些有特殊情况的备孕女性在备孕时应该怎么做呢？本书在这部分就为各位特殊女性支招献策，希望大家都能够健康科学备孕，怀上健康宝宝！

大龄女照样能 "好孕" 上身

生活中，有些女性可能因为工作、家庭等原因错过了最佳生育年龄，想要宝宝的时候，发现已经成了大龄备孕女性，便开始担心会不会很难怀孕。其实根本不用过于担心，因为大龄女性只要学会科学备孕，做好孕前检查，戒除不良生活习惯，同时放松心情，就一定能怀上健康的宝宝。

大龄女性如何消除压力

● 和丈夫彻底抛开一切，去风景秀丽的地方旅游一段时间，放松紧绷的神经，调节一下内分泌。

● 下班后夫妻一起去打球或者晚饭后在公园散散步，运动是改善情绪的有效办法。

● 每天晚上回忆一件让自己开心的事情，最好把它写出来。

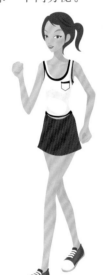

大龄绝不是不孕的障碍

虽然理论上女性生育能力过了 30 岁以后就开始缓慢下降，35 岁以后迅速下降，44 岁以后有 87% 的女性已经失去了受孕能力。医学上认为，年龄超过 35 岁怀孕就可以称为"高龄妊娠"，高龄妊娠发生各种疾病的概率会增加很多。但是，大龄就真的怀不上吗？

当然不是，相信你身边绝对有 30 多岁的女性成功怀孕的例子，所以千万别认为年龄大了就会不孕。怀孕受多方面的影响，本质上是要你身体健康，能够排出健康的卵子，受精卵能够在子宫内正常着床，就能怀上。也就是说除了年龄，女性的卵巢功能、子宫环境、生活习惯、压力指数都关系到生育能力。所以年龄并不是衡量不孕的唯一标准，大龄备孕女性不必过于纠结这一点。

在现实生活中，有时候我们会发现，有的大龄女性越是急着怀孕，越是迟迟不见动静，这很大一方面原因就是心理压力过大，这对备孕夫妻是极为不利的。所以，大龄女性备孕前要消除不必要的压力，以乐观的心态迎接宝宝的到来。

孕前检查，让风险降到最低最低

大龄妊娠的女性，身体发生异常的概率比年轻女性要大。因此，在准备怀孕时先去医院做一下全面的健康检查是非常必要的，丈夫也要一起做检查。一些疾病如果没有临床症状，很难被发现，例如糖尿病。孕前做个全面的身体检查，保证身体在良好的状态下怀孕，心理压力自然会减少。如果存在异常应先积极治疗，把身体调整到健康状态。孕前检查很重要，大龄备孕女性千万别以为这只是一个简单的流程，由于不是最佳生育年龄，所以孕前检查对大龄女性尤为重要。

1. 血常规检查。及早发现贫血等血液系统疾病。备孕女性如果贫血，不仅会影响受孕，即便怀上了宝宝，在分娩后也容易出现产后出血、产褥感染等并发症，对胎宝宝也有影响，如易感染、抵抗力下降、生长发育迟缓等。

2. 尿常规检查。有助于肾脏疾病早期的诊断。如果将来怀上宝宝，10 个月的孕期对于孕妈妈的肾脏系统是一个巨大的考验，身体的代谢增加会使肾脏的负担加重。所以如果肾脏存在问题，后果会非常严重。

3. 染色体检测。可以及早发现克氏征、特纳氏综合征等遗传疾病及不孕症。

4. 妇科检查。高龄备孕女性患妇科病的概率较大，有些可能并没有明显的症状，所以怀孕前最好到医院做个全面的妇科检查，以免影响受孕。

　　检查并不是目的，只是手段。如果检查出了哪些项目有风险或存在问题，各位女性就要多多注意了，积极与医生沟通寻求诊治的方法，把这些搞定了再轻轻松松备孕。为了生一个优质的宝宝，孕前检查千万不要大意。

孕前妇科疾病早治疗

　　30 岁以后，女性妇科疾病发生的概率较大，不仅会影响受孕，在怀孕后也会使自身和胎宝宝的健康受到很大影响。因此，怀孕之前一定要先积极地进行妇科治疗，有些疾病比如子宫内膜炎和卵巢肿瘤等，需要彻底治愈后再怀孕，不然会和胎宝宝抢夺孕育的"空间"和"土壤"。

　　月经不调也是大龄备孕女性的一种常见病，会导致女性比较难以推测排卵期，还会引起痛经及其他妇科炎症，如果置之不理，身体疼痛不说，严重的可能会导致不孕。所以，女性，尤其是大龄女性平时要多多注意调整月经周期，各种炎症也要治愈后再受孕。别太心急，也别紧张，调理好身体，好孕自然就会来的。

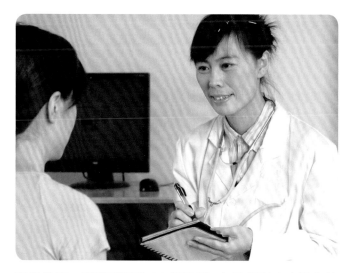

积极检查，怀孕更顺利 30 岁以后，女性妇科疾病发生的概率较大，不仅会影响受孕，在怀孕后也会使自身和胎宝宝的健康受到很大影响。因此，怀孕之前一定要先积极地进行妇科检查和治疗。

让卵巢年轻化的秘密

女性随着年龄的增长，卵巢的功能开始衰退，出现排卵障碍，卵巢不能正常排卵或者排出的卵子质量不好，影响正常的受孕和生育。而且，女性随着年龄增大，雌激素、孕激素减少，不足以维持良好的子宫内膜环境，"土地"不好，受精卵自然也难以着床。因此，女性备孕时就应注意保养卵巢，保持卵巢的年轻化。大龄备孕女性可通过下面的方法来让卵巢保持年轻化。

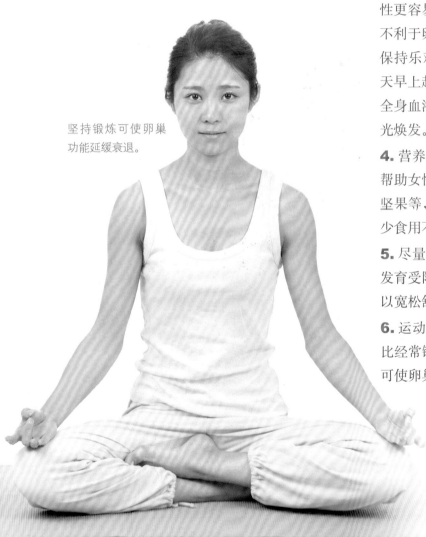

坚持锻炼可使卵巢
功能延缓衰退。

1. 养成良好的睡眠习惯。晚上入睡前不要过度上网和谈论刺激神经兴奋的话题，最好状态是上床后听一首轻柔舒缓的音乐，有助于睡眠。不要熬夜，每天应该定时入睡，最好在 11 点之前就入睡，这样可以让你的新陈代谢得到良好的运作，保持身体健康，降低卵巢衰老的速度。

2. 养成良好的生活习惯。生活有规律、合理膳食、保持睡眠充足、做到劳逸结合等健康有规律的生活习惯，都能帮助保养卵巢。

3. 不要有过大的精神压力。长时间处于高度紧张的女性更容易衰老，肌肤容易暗淡无光，并且无精打采，也不利于卵巢的保养。因此，即使有再繁忙的工作，也要保持乐观的精神，不可生活在过强的精神压力下。每天早上起来对着镜子微笑，可抑制压力激素生成，促进全身血液循环，让皮肤更有光泽和弹性，看起来更加容光焕发。

4. 营养均衡。各种营养丰富的食物中，有很多都可以帮助女性驻颜美容，保养卵巢，比如瘦肉、蔬菜、水果、坚果等，女性应该多食用有利于身体均衡营养的食物，少食用不利于健康的垃圾食品，做到不吸烟、不喝酒。

5. 尽量少穿塑身内衣。塑身内衣的压迫，易导致卵巢发育受限，功能受损，使卵巢发生早衰现象。着装应该以宽松舒服为主，避免穿过紧的内衣。

6. 运动。有专家发现缺乏锻炼的女性卵巢早衰现象要比经常锻炼的女性提前很多，由此可见，女性坚持锻炼可使卵巢延缓衰退。

决定要宝宝就不要再拖延

　　随着年龄的增长，工作压力越来越大，而夫妻间的关系又恰恰处于平淡期，性生活缺少激情，数量和质量都有所下降，这些因素都会降低高龄备孕女性怀孕的概率。因此生殖系统没有任何问题的夫妻，在做出要孩子的决定后就不要再拖延下去了，否则身体的组织不断地在老化，卵子的活力也越来越低，直接影响受孕和胚胎的质量。

姐妹们，别小看超重哦

　　过了 30 岁，很多女性都容易发胖，这时有意识地保持正常的体重不仅有益于健康，还有益于怀孕。

● 首先，超重会增加妊娠并发症概率。大龄本身就是妊娠高血压综合征和妊娠糖尿病等妊娠合并症发生概率提高的原因，如果同时体重超标，就更会使患病的危险性增加。因此，为了度过一个健康的孕期，一定要注意控制和保持正常体重。

● 其次，保持正常体重有利于顺利分娩。大龄孕妈妈产道弹性降低，很容易发生产程延迟、手术助产等问题。如果体重超重，更会导致以上问题发生概率的提高，增加分娩的风险以及产后恢复的难度。

● 再次，减肥后不要马上怀孕。这是因为只有维持体内一定的脂肪量才能保证正常的月经周期，使女性具备生育能力。如果采用节食的方式减肥，长此以往，会导致女性体内的脂肪过度减少，甚至造成排卵停止，导致不孕。另外，脂肪含量还会影响女性体内雌激素的水平，如果减肥过度，体内缺乏足够的脂肪，会使雌激素失去应有的活力，不利于正常受孕。

　　孕前，如果是因为体重超标而减肥，也最好不要马上怀孕。因为减肥打乱了身体原有的循环模式，最好能留出 3~6 个月的时间，让身体适应新的模式，并建立良好的循环后再怀孕。

　　另外，平时要注意少吃甜食，保持体重。甜食除糖类外，还包括蛋糕、水果派、巧克力、冰激凌等，这些食品含糖量高，营养成分并不多，吃了以后容易发胖。

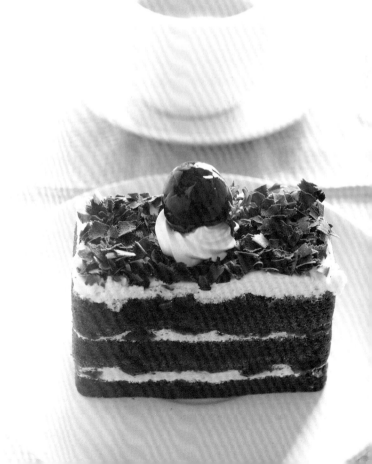

甜食中含有大量的糖分，吃过多容易超重，增加妊娠并发症概率。

流产后，再要个宝宝也不难

流产后只要子宫恢复得好，宫腔内没有残留，没有感染，一般不会影响以后的生育。只有反复的多次人工流产，不孕的风险才可能会加大。流产后的女性要保持心情舒畅，注意休息，如果打算怀孕，可以先到医院进行孕前检查，这样有利于优生优育。

流产后需要注意

◆ 流产后一般 20 天左右来月经，时间最长为 2 个月，如果长期不来月经，就需要去医院检查。

◆ 流产后适当按摩乳房，可以避免出现乳腺肿块及乳房疼痛。

◆ 避免流产后过早地参加体力劳动，否则会引发过度疲劳和受寒受潮，易发生子宫脱垂的病症。

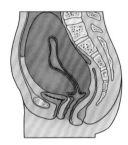
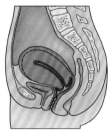

流产后不要过早地参加体力劳动，以免影响子宫恢复。

子宫是有记忆的，不能随便流产

1. 尽量避免人工流产。流产分为自然流产和人工流产。自然流产后，若子宫内膜剥落得比较干净，就不需要做清宫手术，自然也就不会造成子宫损伤，子宫会很快复原。这种流产多数是因为胚胎缺陷或遗传病，从这个角度来说自然流产未必是一件坏事。但人工流产或自然流产后的清宫手术会使女性子宫颈和子宫内膜不可避免地受到损伤，易导致多种妇科疾病，所以建议女性尽量避免人工流产，除非是患有某些疾病确实不适宜继续妊娠的。

2. 习惯性流产。习惯性流产是指连续自然流产 3 次或 3 次以上，每次流产多发生于同一妊娠月份，其表现与自然流产相同，所以有人称子宫是有记忆的，这其实只是习惯性流产的表现。习惯性流产常见原因有黄体功能不全、染色体异常、环境因素、母体因素以及免疫因素等。发生习惯性流产的夫妻一定不要盲目就医，应到正规医院接受全面检查，查找病因对症治疗，才能使疾病得到痊愈。夫妻双方应做全面的身体检查，特别是遗传学检查。习惯性流产的女性，切忌精神压力过大，应放松心情，同时保持健康的生活习惯。

3. 流产后注意保护子宫。若是在流产后子宫恢复得不好，将会影响女性再孕，因此，在流产后要对子宫进行全面的保护。其中包括增加子宫抵抗力、促进子宫快速修复、彻底排出淤血等，此时的女性可以喝一些滋补汤来调养一下身体。流产后一般需要休息半个月或 1 个月，流产后由于子宫有新的创伤和出血，易发生逆行，导致感染，因此在这段时间应禁止盆浴，禁止性生活，给子宫一个复原的时间，也让身体有一个复原的机会。

胎停育，一定要找出原因

胎停育后，首先要做的是清宫，然后好好调养身体。建议半年以后再考虑怀孕，很多外界因素以及自身的因素都会对怀孕造成一定的影响，所以，为了能孕育健康的宝宝，建议怀孕前应做一系列的孕前检查来确定身体的情况。

胎停育后的检查项目有血常规、尿常规、粪常规、肝功能（两对半）、胸部透视、妇科内分泌全套、白带常规、染色体检测、全身体格检查等。具体的检查项目需要临床医生根据患者的个人情况决定做一些具有针对性的检查项目，以找出胎停育的原因，避免再次发生。

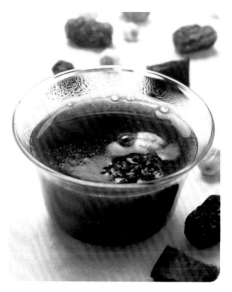

适当吃阿胶补血

阿胶具有补血的功效，是女性养颜美容、调理身体的好食物，还可以和红枣、银耳等搭配煮汤。

养好身体，不愁好孕

1. 流产后这样吃，最养身体。

（1）首先要保证优质蛋白质、充足的维生素和矿物质的供给，尤其是应补充足够的铁质，可预防贫血的发生。

（2）食物的选择既要讲究营养，又要容易消化吸收。可选择鱼、鸡、鸡蛋、动物肝脏、动物血、瘦肉、黄豆制品、乳类、红枣、莲子、新鲜水果和蔬菜。

（3）由于流产后身体较虚弱，易出汗，补充水分宜少量多次，还应多吃新鲜蔬菜和水果，可防止便秘。

（4）补血补气。黄芪、阿胶、红糖、红枣、糯米、大米、老母鸡、姜、菠菜、乌梅等都具有收敛止血、补气补血的功效。另外，猪肉、动物肝脏、血豆腐也有补铁生血的作用，同时摄入充足的维生素 C 更能增加铁质的吸收和利用。

2. 保持心情愉快。不少女性对流产缺乏科学的认识，流产后情绪消沉，有些女性还担心以后再次发生流产而忧心忡忡。这个顾虑是不必要的，因为绝大多数的自然流产都是偶然的。并且，自然流产的胎宝宝 70% 左右都是异常的病态胚胎，主要是染色体异常所致，很难发育成为成熟的胎宝宝。自然流产可以被认为是一种有利于优生的自然淘汰，不必为此忧虑。愉快的情绪会加快流产后身体的康复，有益于再孕。

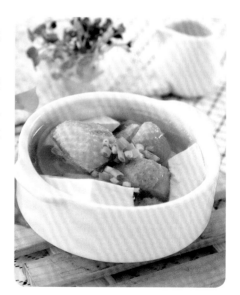

鸡汤营养价值高

用老母鸡煲汤，可以补充元气，让身体迅速恢复到正常的状态。

二胎妈妈备孕那些事儿

近年来由于生育政策的调整，符合生育二胎条件的家庭越来越多，其中想生二胎的家庭也不少。对于正在备孕或已经怀上二胎的妈妈来讲，尽管你有经验，但由于人类对于生育痛的特殊遗忘效应，从某种意义上来讲，你依然还是"新手"。

心理准备最重要

毋庸置疑，多一个孩子就会多一份责任和压力。面对孩子长大后的各种费用花销，爸爸妈妈们在准备怀孕前需要心中有数，而不仅仅是为了生育而生育，应尽量为孩子提供一个健康和谐的生活环境。

当然生二胎还会有其他因素给生活带来变化，比如要平衡对两个子女的关爱，如何不因为孩子而影响生活等。生二胎的夫妻要做好孕前准备工作，对二胎带来的生活变化做好心理准备，以快乐的心情迎接第二个宝宝的到来。

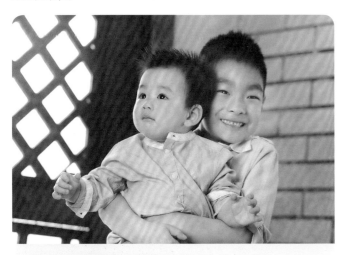

给宝宝的爱是一样的
两孩家庭一定要处理好大宝和二宝的关系，尤其不要让大宝感觉自己被冷落了，没有安全感。

剖宫产妈妈最好术后 2 年再孕

如果第一胎是顺产的话，恢复期相对较短，一般只要经过 1 年，待女性的生理功能基本恢复，经过检查之后，输卵管、子宫等生殖系统情况正常，就可以考虑怀第二胎。而第一胎是剖宫产的妈妈，只要在第一次剖宫产过程中没有伤及卵巢、输卵管等组织，一般要避孕 2 年以上再考虑怀第二胎。

剖宫产后过早怀孕，会使得剖宫产后子宫瘢痕处拉力过大，有裂开的潜在危险，容易造成大出血。另外，剖宫产术后子宫瘢痕处的内膜局部常有缺损，受精卵在此着床时也不能进行充分的蜕膜化，或原本着床在正常的子宫内膜，在发育过程中，滋养细胞扩张到蜕膜化不良的子宫内膜部位。

受精卵在剖宫产术后瘢痕局部子宫内膜缺陷处着床时，极易发生胎盘植入。所谓胎盘植入，就是胎盘生长到了子宫肌层，分娩后胎盘不能娩出，极易发生产后大出血，甚至导致切除子宫。如果受精卵着床在子宫下段，将来可能发展为前置胎盘，也可发生早中期妊娠的胎盘植入，因此，剖宫产妈妈最好术后 2 年再怀孕，不可过早怀孕。

第一胎剖宫产，第二胎能顺产吗

许多妈妈都想知道第一胎剖宫产，第二胎顺产的概率大不大，是不是第一胎剖宫产，第二胎就一定需要剖宫产。

一般来说，第一胎剖宫产，第二胎是有顺产机会的。如果孕妈妈孕育二胎没有上次剖宫产的指征，比如胎宝宝宫内窘迫、子宫收缩乏力、胎位不正等情况，那么第二胎是可以顺产的。如果在怀第二胎时出现以下几种情况之一，则需要选择剖宫产。

1. 第一次剖宫产的指征依然存在，如骨盆狭窄、头盆不称、胎位不正、软产道畸形或狭窄，以及有内外科合并症，如心脏病等。

2. 第二次怀孕时有严重的产科并发症，如重度先兆子痫、前置胎盘、胎盘早剥等，不适于阴道分娩。

3. 第二次怀孕时胎宝宝存在问题，如胎宝宝宫内缺氧、多胎妊娠、宫内感染、胎宝宝过大等。

4. 第一次剖宫产的子宫切口愈合不良，如子宫切口厚薄不匀，切口疮痕处过薄，有子宫切口硬裂或破裂，或者第一次手术切口为子宫纵切口、"⊥"形切口或子宫切口有严重裂伤，进行过修补手术等情况。

5. 第二次怀孕在阴道分娩试产过程中如果产程进展不顺利，或出现胎宝宝缺氧，有子宫切口可疑（或已经）硬裂的情况，需紧急进行剖宫产手术。

其实，无论是什么状况，妈妈们都不要贸然地自作主张选择分娩方式，要听取医生的建议，根据自身身体情况和胎宝宝的发育情况来选择最恰当的分娩方式。不管是哪种分娩方式都是各有利弊的，孕妈妈要放平心态，不要太过于担心。

二胎妈妈，别太在意宝宝的性别

作为二胎备孕女性，家里自然是已经有一个男孩或女孩了，在备孕阶段自然也会憧憬下一个宝宝会是男孩还是女孩。比较常见的情况是，有些家庭本来已经有男孩了，就想要一个女孩，有些家庭是有了女孩想要男孩。其实想要男孩或女孩都是可以理解的，不过不应该过于强求，更不应该为了生男孩或生女孩盲目吃药，或者听信一些不科学的生男生女"秘籍"。顺其自然迎接宝贝，男孩女孩都是可爱的天使。

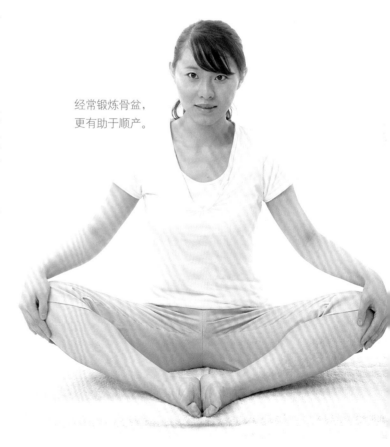

经常锻炼骨盆，更有助于顺产。

甲亢和甲减的女性看过来

甲状腺疾病有着明显的年龄和性别差异。专家介绍，女性甲亢患者是男性的6倍，而几乎每6名女性就会有一个可能患上甲减，35岁后甲减更易高发。临床上，很多女性都是在二十几岁就患上甲亢，这时怀孕就是一个重大问题。其实，备孕女性只要注意听取医生的指导，在怀孕期注意孕期检查，想生下健康宝宝绝不难。

甲亢女性想怀孕，这么做

甲亢女性在备孕期间需要特别注意的一些事项：

1. 孕前检查要仔细。患有甲亢正在治疗的女性或者是有甲亢病史的女性应该在孕前检查时注意检查甲状腺功能指标是否正常，一般只有指标正常了，医生才会建议怀孕。

2. 药物更换要及时。临床上治疗甲亢一般有手术、放射性治疗、口服药物治疗三种，其中应用较广的药物治疗主要使用甲巯咪唑和丙硫氧嘧啶两种药物。如果甲亢女性准备怀孕，医生一般会建议服用丙硫氧嘧啶，因为这种药的胎盘通过率低，怀孕后对胎儿影响小。若是在服用甲巯咪唑治疗阶段意外怀孕，需要尽快调换成丙硫氧嘧啶，并注意检测甲状腺功能指标。若是怀孕后才发现的甲亢，则要咨询医生的治疗建议，是否服药和服用什么药物都要听医生的指导。但是一般情况下，怀孕后治疗甲亢不能使用放射性元素治疗或手术治疗。

3. 低碘饮食需保持。一般甲亢患者在治疗期间都会遵照医嘱保持低碘饮食，也就是食用无碘盐，忌食海产品及其他含碘食物。在备孕阶段，普通女性可能会增加碘的摄入，但是甲亢女性一般建议继续保持低碘饮食，除非所在区域属于缺碘区域。备孕女性也可以咨询医生的建议。

4. 甲状腺功能检查要持续。在备孕阶段要注意持续检测甲状腺功能各项指标是否正常，出现异常需要按医生指导调整药物或药量，切勿自己调整药量或擅自停药。有时候甲亢女性在怀孕后可能会出现轻微的碘缺乏，由于缺碘会引起胎儿甲状腺发育不良，所以医生一般会推荐安全的药物给孕妈妈。只要按时检查，监测身体各项指标，就能保证宝宝健康。

甲亢与甲减的症状

● 甲亢引起人体代谢过强，会出现心慌、多食易饥并伴有明显消瘦、怕热多汗、一日内大便数次、乏力、手足发抖、眼睛发胀、眼球突出，女性多伴有月经异常。

● 甲减会导致人体代谢过低，出现水肿、怕冷、嗜睡、不想吃饭、便秘等。

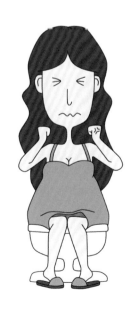

得了甲亢或甲减还能怀孕吗？

　　许多女性可能在患病之初了解过，甲状腺疾病会影响怀孕，导致各种不良的后果，如流产、早产、胎儿畸形等，因此就非常害怕，担心不能生下健康宝宝。难道得了甲亢或甲减就不能怀上健康的宝宝吗？

　　答案是当然可以。甲亢是甲状腺功能亢进的简称，是由多种原因引起的甲状腺激素分泌过多所导致的一组常见内分泌疾病。而甲减即甲状腺功能减退症，是甲状腺激素缺乏引起的疾病。不管是甲亢还是甲减，只要通过治疗使甲状腺激素保持在正常水平即可怀孕，备孕女性要有信心。

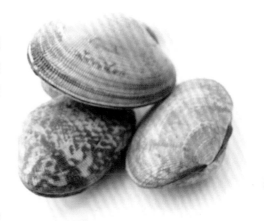

甲减女性怀孕放轻松

　　甲减女性在备孕期间需要特别注意的一些事项：

1. 孕前检查指标稳定。有的女性是在怀孕前就已经确诊为甲减，并持续在服药，一般医生会建议女性在血清 FT3、FT4 正常且促甲状腺激素 (TSH) 低于 2.5 uIU/mL 的情况下进行备孕。备孕期间及孕期一般会继续服用药物左甲状腺素钠片 (优甲乐) 来调整甲状腺激素水平。这种药对胎儿基本不会有不利影响，可以持续服用，但一定要在医生指导下服用。

2. 孕前饮食听指导。由于甲减有多种病因，所以饮食上要咨询医生的建议。一般要注意少吃高脂肪类食物和易引起甲状腺肿的食物，多吃补血、高钙食品。是否需要补碘或多食用含碘食物需要咨询自己的内分泌科医生的建议，切勿自行补充。

3. 定期复查。与甲亢备孕女性一样，甲减的女性也应按时定期复查甲状腺功能。需要指出的是，有些女性可能孕前并未查出甲减，但怀孕后因为机体甲状腺素不能满足自身和胎儿的需要而出现甲减或亚临床型甲减，此时需要在医生诊断后，由医生指导尽快用药，调整体内甲状腺激素水平，以免影响胎儿的甲状腺发育，另外，此类女性有部分在生产完后甲状腺就会恢复正常。所以孕妈妈不必过于担心，一般情况下胎儿都会健康发育。

4. 保持心情愉悦。有些甲减患者本身情绪容易低落、抑郁，其实患者应该保持心情愉悦，这样有助于缓解疾病。

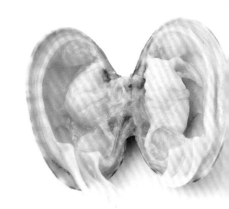

甲减女性可适当吃些牡蛎、文蛤等海产品。

有三高，备孕要注意啥

　　"三高"是高血压、高血糖和高血脂的简称，是心脑血管疾病的发病根源，严重危害现代人的健康。备孕女性若是本身患有"三高"中的一种或多种疾病，备孕就需要格外留心。但是也不用过度担忧，只要积极治疗，在病情稳定的情况下怀孕，同时注意在孕期做好定期检查，怀孕不是难事。

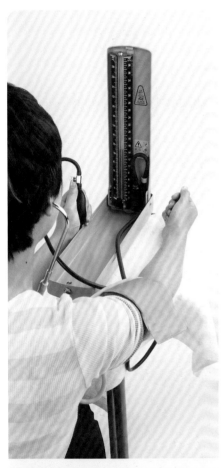

量血压时要放松

每次测血压前，先平静坐片刻，全身放松后再进行测量。

高血压，控制好就能怀上

　　女性平时血压在 18.7/12 千帕 (140/90 毫米汞柱) 或以上就是患有高血压病。女性怀孕前，首先要经医师检查血压高的原因，排除由于肾脏病或内分泌疾病所引起的高血压。只要是没有明显血管病变的早期高血压患者，一般都允许怀孕。

1. 孕前控制血压很关键。孕前患有高血压的女性怀孕后易患妊娠高血压综合征，且症状严重，多见于年龄较大产妇。妊娠期高血压会导致蛋白尿及明显水肿，常出现一些并发症，如心力衰竭、肾衰竭等，容易导致早产、流产、宫内胎儿发育迟缓等。所以在孕前就要把血压控制在正常范围内，备孕女性可以告诉医生自己打算怀孕，医生会将药物调整为适合孕妇使用的种类。

2. 通过运动、饮食、调整心情来控制血压。在血压不是很高的情况下，注意通过适量运动、低盐饮食、调节情绪的方式来控制血压，避免过度劳累、睡眠不足。

3. 慎重吃降压药。在备孕期间，若是血压控制得好，能够停服降压药，自然最好。若是必须用药，一定要听医生的建议，使用适合孕妇服用的副作用小的药物。

4. 定期测量血压。在备孕期和妊娠期，女性要定期测量血压，若情况严重，应及时就医。保证每周至少测量血压 2 次。现在许多家庭会购置血压监测仪，这样可以方便自己随时测量。需要注意的是，许多女性去医院测量血压总会比在家中测量的高，其实很有可能是心理紧张造成的，所以在医院测量时要注意放松心情。怀孕后更要注意监测血压，一般妊娠高血压综合征出现得越早，危险越高。

糖尿病，可以怀上健康宝宝

1. 树立信心。在夫妻双方都有糖尿病的情况下，遗传率为5%~10%。所以即便患有糖尿病，女性也要有充分信心，相信自己能够生下健康宝宝。

2. 孕前控制糖尿病。糖尿病一般在孕早期（怀孕的前3个月）对孕妈妈及胎儿影响较大，所以多数医生建议至少在糖尿病得到良好控制3个月之后再怀孕。同时，最好保持肾脏和血压水平都较好。

3. 适当控制饮食。摄入热量要适宜，避免摄入过多的糖分，含糖量较高的水果也要慎重食用，如香蕉、苹果、芒果。同时要保证维生素、钙和铁的摄入。

4. 降糖药换成胰岛素。目前常用的降糖药可通过胎盘进入胎儿体内，对胎儿影响较大，所以建议想要怀孕的女性选择胰岛素治疗。如果在口服降糖药期间意外怀孕，一定要及时更换药物，并检查胎儿是否受影响。

5. 密切监测血糖。本身患有糖尿病的女性在妊娠期并发妊娠高血压的概率增大，所以应该在备孕期及孕期都及时监测血糖浓度，在医生的指导下服药。

高脂血症，怀孕没那么可怕

1. 了解高脂血症对怀孕的影响，但别自己吓自己。高脂血症的孕妇发生妊娠糖尿病和妊娠糖耐量降低的概率增高，且高脂血症的产妇出现羊水过多、胎儿宫内窘迫的概率也明显增多。但是，千万别吓坏了，这只是说你与健康孕妇相比，某些妊娠期并发症出现的可能性增大，但不一定就会出现那么多并发症。许多患有高脂血症的女性都生下了健康的宝宝，要对自己有信心。

2. 产前检查做仔细。建议患有高脂血症的女性孕前做详细的产前检查，如肝功能、体重指数评价等，医生会根据检查结果指导患者饮食和运动。经过治疗和调理后，可在医生指导下怀孕。另外，有高脂血症病史的女性在产检时应和医生沟通，必要时检测血脂情况。

3. 饮食控制很关键。尽量避免高胆固醇饮食，增大运动消耗，大多数人都能停药后再怀孕。

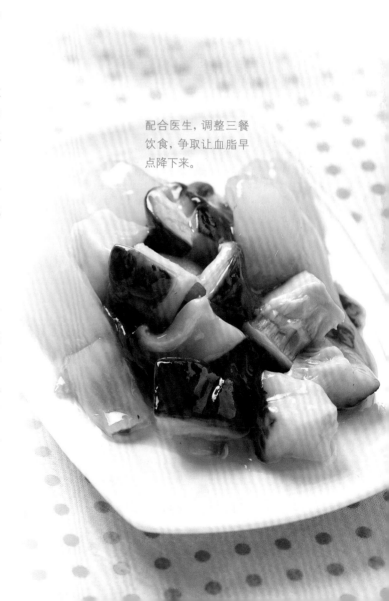

配合医生，调整三餐饮食，争取让血脂早点降下来。

众姐妹分享好孕经验

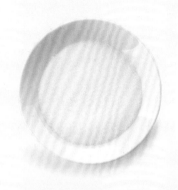

甲亢女性如何购买无碘盐

一般情况下，医生都会嘱托甲亢患者低碘饮食，具体来说就是购买无碘盐、忌食海鲜制品。现在许多城市会在大型超市或药店设置无碘盐专卖区，备孕女性可放心购买。如果没有找到无碘盐的售卖点，可以打当地盐业公司的电话问一下，表明自己的需求，询问如何购买无碘盐。

备孕关键词

● 胎停育
● 黄体酮
● 保胎
● 甲亢

蒲蒲，成功当孕妈——患了甲亢不要气馁

◎应该

了解甲亢
及时治疗甲亢
按时复查甲状腺功能
持续服药
坚持低碘饮食
怀孕前咨询医生
放宽心
按时产检

◎不应该

随意停服治疗药物
过于担心流产、早产

我 25 岁时查出甲亢，当时啥也不懂，整个人都懵了，赶紧挂了个老专家的号，她推荐我吃药治疗。我一直坚持吃药，因为随意停药会导致病情反复，同时按时复查，18 个月后遵医嘱停药。

停药半年后（期间持续低碘饮食），我和老公计划要孩子，我就在复诊时问了医生，医生说没问题，可以怀。由于我之前上网了解了一下，担心这个病会影响孩子，医生说只要控制好，没问题，许多甲亢患者都平安生下了健康宝宝。

由于很信任这个老专家，我就放宽心，和老公积极备孕，还真的在第 2 个月就怀上了呢！医生嘱咐按时产检，及时复查甲状腺功能，好好养胎。给这个医生点个赞。各位姐妹跟我一样的话，也大胆怀宝宝吧！

甲亢女性要坚持低碘饮食，尽量不要食用海带、海苔、紫菜等海产品。

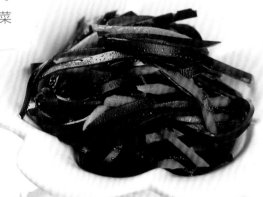

Lisa 妈妈，终于怀上二胎了——剖宫产后再好孕

◎应该

头胎做好月子

母乳喂养

做好生二胎的计划

办准生证

去医院咨询

戒烟戒酒不熬夜

放松心情

老公配合

按时产检

听医生建议选择分娩方式

◎不应该

拖到年龄太大生二胎

太想生男孩或女孩

盲目坚持顺产

太害怕剖宫产

我是在 2011 年生下大宝的，是个男孩，剖宫产，术后恢复也还算好，是妈妈来照顾我坐月子的，也没落下什么病。生了宝宝之后一直是母乳喂养，养到 3 岁时，很健康。这时单独政策在我们那儿也开始实行了，老公便开始跟我商量生二胎的事了。

我一开始没太上心，老公老说要给大宝找个伴，我就心动了。我一同意，老公立马就办了准生证。因为我毕竟 33 岁了，快到高龄产妇的界限了，所以觉得应该好好准备一下。我去医院咨询了一下医生的意见，医生说我可以生，还让我做了一些常规的孕前检查，并交代了我要跟生第一胎一样，该注意的还要注意（说的就是戒烟戒酒、不熬夜等），另外就是要注意放松心情，做好迎接宝宝的准备。

因为有过大宝的经验，所以我心态还算放松，老公也很配合，备孕 3 个月就怀上了。不过医生说我的情况应该多产检几次，为了宝宝，这都是小事。关于宝宝性别，其实老公和我都看得很开，不是很在意，建议孕妈妈们都别太在意，因为不管是男是女，都是心头肉呀！

可是最后 37 周的时候，医生让我提前住院，说剖宫产留下的瘢痕厚度太薄了，怕早产，之前我一直想坚持这胎顺产的，结果还是剖的。幸好宝宝健康，是女孩，心安啦！

这次没有第一次那么疼，各位姐妹不要太害怕，想生二胎的抓紧哦，越年轻身体恢复得越好。

各位准备生二胎的家庭别忘了应该先要办理准生证。二胎准生证比第一胎准生证稍复杂些，早些了解可以避免一些麻烦。一般来说，生育第二胎需要办理以下手续：

先向女方户籍所在地的镇人民政府或者街道办事处申请（具体部门是人口计生科）。

提交基本证明材料：夫妻双方的身份证、户籍证明、婚姻状况证明、已有子女状况的声明（该证明文本由计生科提供）和相关证明材料。

提出申请后，需经区、镇（街道）两级计划生育部门审核同意之后才可以生育。

备孕关键词

● 大龄女性　● 坐月子

● 二胎备孕　● 产检

● 剖宫产　● 瘢痕

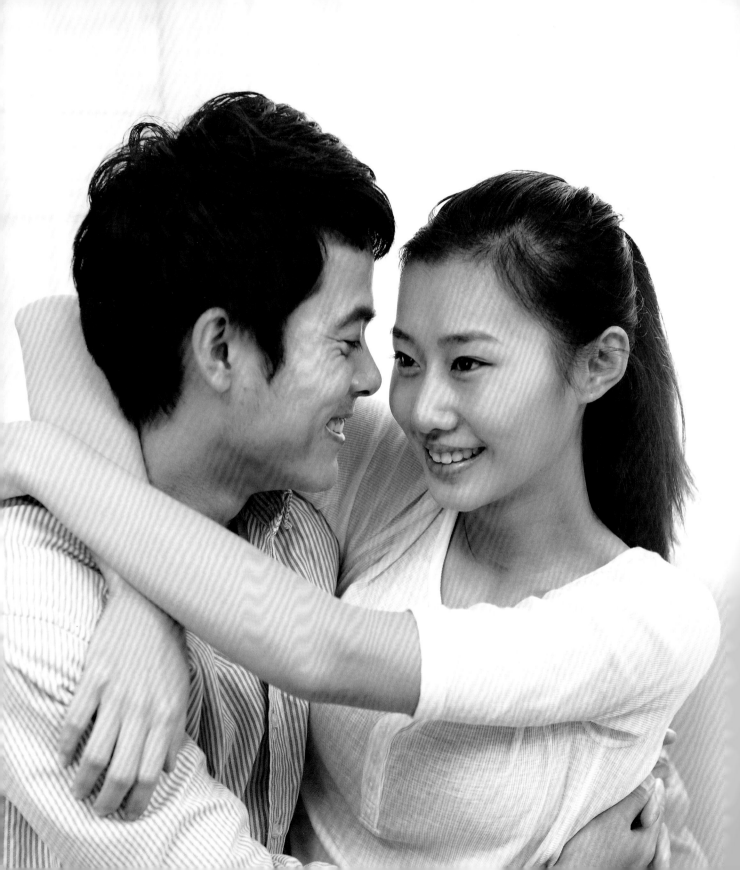

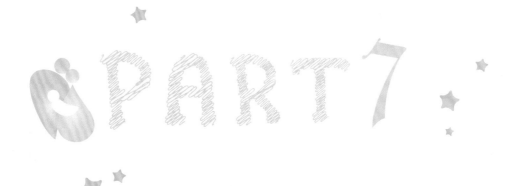

对症治疗，受孕很简单

　　备孕很长时间没有怀孕的夫妻，总是担心自己身体是不是有问题。其实，很多情况下暂时没怀上只是因为一些小毛病，根本不需要担心，只要能够找出原因，对症治疗，一般都能够顺利怀孕。想要生宝宝的备孕夫妻，赶紧来看看自己是不是有一些不利于怀孕的小毛病吧，提前预防和治疗才能更快地怀上健康宝宝。

女性不孕，大多是小病小症惹的祸

　　女性不孕的原因有很多，一般来说，主要是由以下原因引起的：卵巢排卵障碍、子宫体病变、输卵管异常、免疫异常因素、内分泌失调。这些因素表现为多种妇科问题，如月经紊乱、宫寒、阴道炎等。导致女性不孕的原因不是单一的，而是多种因素共同作用的结果，一旦发现疾病，及时治疗才是关键。

女性内分泌失调的表现

● 脾气急躁。女性脾气变得急躁，情绪变化大，很可能与内分泌失调有关。

● 肥胖。肥胖的女性通常摄入较多高热量、高脂肪的食物，而且不注意平衡膳食，这些会对内分泌产生一定的影响。

● 肌肤恶化。如果女性脸上突然出现了许多黄斑、色斑，很可能是内分泌出现了问题。

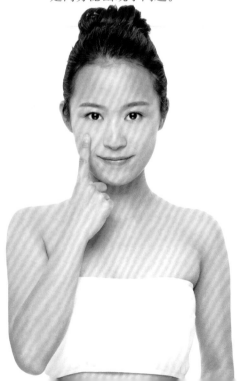

搞定大姨妈，孕气自然来

　　月经不调是一种妇科常见病，月经周期或出血量异常，或是月经前、经期时腹痛等都属于月经失调。月经正常与否是女性内分泌系统和生殖系统功能是否正常的表现。

　　子宫肌瘤、白血病、血小板减少性紫癜等，也可引起月经过多而影响怀孕。月经过少可能跟卵巢先天性发育不良或后天性功能过度抑制有关，可能会导致卵巢排卵功能障碍及子宫内膜增生不足，从而影响生育。渐渐加重的痛经则表示有患子宫内膜异位症的可能，此疾病也会导致不孕。

　　所以，月经不调在孕前就应该调理好。除了到医院请医生诊断和治疗外，生活上应该避免熬夜、过度劳累，作息要规律；经期勿冒雨涉水，避免小腹受寒；多吃含有铁和滋补性的食物；调整自己的心态，保持情绪平和。一般来说，只要改善了生活方式，月经就慢慢恢复正常了。

重度阴道炎需要先治疗再怀孕

　　阴道炎是女性常见病，感染的微生物可以是念珠菌、细菌或滴虫，症状各有不同。阴道炎都会导致阴道分泌物增多，影响精子在阴道内的穿行，对怀孕有一定的影响。真菌性阴道炎在怀孕后可能加重；如果是比较严重的阴道炎，若不及时治疗，胎宝宝就会被感染，皮肤上会出现红斑疹，脐带上出现黄色针尖样斑；若胎宝宝从阴道分娩，部分新生儿可能会出现鹅口疮和臀红。因此，有阴道炎的女性还是在治愈后再怀孕比较好。

　　阴道炎患者要保持外阴清洁干燥，避免搔抓；治疗期间禁止性生活；也不宜食用辛辣刺激性食品。

久不怀孕，竟然是太胖造成的

对于备孕女性来说，身体太胖对生育功能有明显影响。具体表现为卵泡发育异常、排卵障碍等，这些改变可显著影响月经周期及生育。肥胖还可使更年期提前出现，闭经过早来到。此外，肥胖可使激素分泌减少，进而引起血液中激素水平低下，表现为性欲普遍低下。那么，怎样才能保持理想的体重呢?

1. 要控制饮食。主要控制糖类食物和脂肪含量高的食物，少吃油炸食物、膨化食品、坚果类的食物，这类食物含脂肪量也较高。

2. 不要多喝饮料和果汁。可适量食用蔬菜和水果，但注意选择热量比较低的水果，不要选择市售果汁饮料等热量比较高的食物。

3. 增加体育活动。肥胖的备孕女性可以通过锻炼的方式来减肥。在减肥的同时，备孕女性还要辅以调经和促排卵等治疗，以便顺利怀上宝宝。

女性过瘦或过胖都不利于怀孕，所以备孕女性应该适当控制体重，使内分泌恢复正常，卵巢正常排卵就能轻松怀上宝宝。

多囊其实很好治

多囊卵巢综合征是育龄女性常见的内分泌疾病，常表现为月经稀少、多毛、肥胖、不排卵、双侧卵巢多囊增大、不孕等症状。如果B超提示卵巢有多囊样改变，性激素报告中 LH/FSH[1] 值大于 3，同时出现月经不调或闭经的现象，要考虑是不是患了多囊卵巢综合征。

对于多囊卵巢综合征的治疗，一般是通过促排药物（如氯米芬）促使卵巢排卵，这对于轻度患者非常有效，但是，如果在进行药物治疗 3~6 个月仍然没有效果，

注①：LH 指雌激素和黄体生成激素，FSH 指卵泡刺激素。

就需要及时改变治疗方法。如果是病情非常严重，可以采用腹腔镜打孔手术，人工促排卵。不过，激素药物的过量使用对卵巢自身内分泌功能影响很大。

多囊卵巢综合征患者的饮食宜清淡，忌辛辣食物，还要注意控制体重、进行体育锻炼。

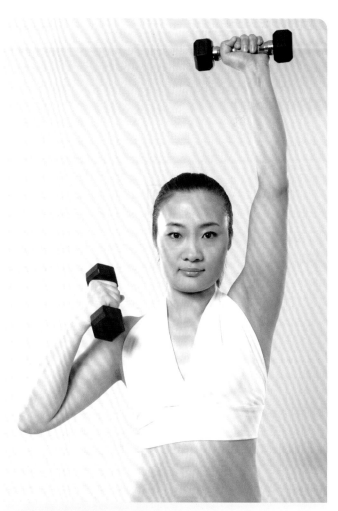

多囊女性要多运动

多运动可以控制体重、改善糖代谢，并降低雄激素水平和作用，改善内分泌，恢复生育力。

小心习惯性流产

习惯性流产一般是指女性在妊娠期因个人护理不当或者外界因素，导致多次流产的迹象。该病一旦长期出现就会对女性生育能力造成很大的伤害，如果长期不接受治疗就会导致生育能力减退，进而诱发不孕不育症。那么，如何预防习惯性流产呢？

1. 由于生育阶段的女性自身免疫力较差，很容易受外界因素的感染而出现感冒、肺炎等疾病，从而引发流产，所以要对生活环境有所重视，创造良好的家居环境，怀孕前积极锻炼身体，怀孕后少去一些人流量过多的场合。

2. 适当调节心情，保持心情舒畅，才是提高生育能力的关键。要避免易怒、易烦躁情绪，也要在怀孕后前3个月控制性欲，不能发生性行为。

3. 在饮食上要讲究卫生，不可暴饮暴食，避免食用刺激性食物，以免影响胎宝宝的健康。

4. 在对胎宝宝进行检查时不可进行 X 线照射或放射性同位素检查等，可预防胎宝宝畸形和出现流产。

有习惯性流产的女性最好到正规医院进行详细的身体检查，在医生的指导下科学用药，这样才能降低习惯性流产发生的概率，也能提高生育能力，以免病情加重而诱发不孕不育症。

不良习惯会影响受孕

现代的女性面对生活、工作、家庭等各方面的压力一点儿都不逊于男性。不少职业女性因事业压力选择晚婚晚育，成为高龄产妇，增加了怀孕的难度。另外，常常加班、工作过度疲劳也会影响身体健康，使心理压力加大，引起女性内分泌失调、排卵障碍、月经不调等现象，导致不孕不育的发生。环境污染、不安全饮食、经常吸烟饮酒、频繁熬夜、不健康的减肥方式等，也是影响女性生育能力的重要原因。

另外，很多女性过度热衷减肥，甚至会服用减肥药，其实很多减肥药都含有激素，乱服用会导致女性内分泌失调；过度减肥、体重急速下降则容易导致雌激素、孕激素等分泌减少，同样会导致月经周期紊乱、排卵障碍等问题。

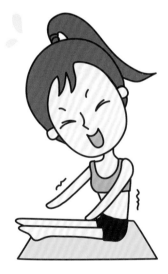

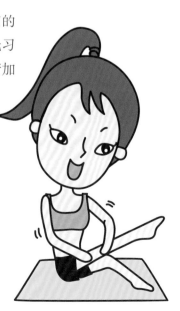

运动可以愉悦心情，强健身体，有习惯性流产的女性备孕期要坚持运动。

免疫性不孕早诊断

免疫性不孕是导致女性不孕中的常见原因。免疫性不孕的种类很多，但多是由于生殖系统抗原的自身免疫或同种免疫引起的。免疫性不孕分为以下几类：

● 自身免疫

自身免疫是指男性精子或女性卵子、生殖道分泌物、激素等溢出生殖道进入自身的周围组织，造成自己身体的免疫反应，在体内产生相应的抗体物质，影响精子的活力或卵泡成熟和排卵。

● 同种免疫

同种免疫指男方的精子作为抗原，在女方体内产生抗体，使精子凝集或使精子失去活力。一般情况下，女性并不产生免疫反应，只有约15%~18%的不孕女性体内有抗精子抗体存在。

● 局部免疫

局部免疫不孕是指有些不孕女性的子宫颈黏膜及子宫内膜含有一种特殊的能产生免疫球蛋白 g 和免疫球蛋白 a 的淋巴样细胞，导致子宫颈黏液含有抗精子的免疫球蛋白 g、免疫球蛋白 a 和免疫球蛋白 m。所以子宫颈及女性生殖道对精子具有局部免疫作用。

免疫性不孕的临床发病率很高，所以坚持早诊断早治疗很重要。

经期穿紧身内衣易导致不孕

有些女性在月经期间喜爱穿紧身衣，主要是为了避免侧漏的尴尬，而且还可以有效地缓解腹痛。其实这是很不科学的，经期如果穿过紧的内衣，很可能会导致不孕不育。

很多的妇科疾病都是由于穿紧身内衣造成的。经常穿着紧身的内衣可能会造成子宫内膜异位症。子宫内膜异位症是目前发病率非常高的一种疾病，产生这种病的主要原因之一就是经血逆流到腹腔引起子宫内膜异位，从而引起不孕。

女性经常穿紧身的内衣，特别在月经期，非常容易使经血流出不够顺畅，而且在脱穿时还会使盆腹腔压力突变，很容易造成经血逆流，最后导致出现经期腰疼、腹痛症状，从而导致不孕症。

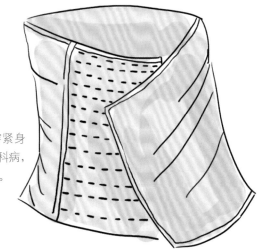

备孕女性不宜穿紧身衣，不仅易致妇科病，还可能影响受孕。

备孕先暖宫，调理宫寒 5 大绝招

宫寒，顾名思义就是子宫寒冷。中医上讲，百病起于寒，宫寒在妇科病及妇科不孕症中占一半以上，典型症状主要为发胖、月经异常、下腹寒冷作痛。同时，子宫温度偏低，也不适合胎宝宝生长，即使怀孕也容易流产。所以，女性在准备怀孕前先调理子宫环境是很有必要的。

快步走可防宫寒：宫寒的女性大都偏于安静沉稳，运动过多时容易感觉疲劳。其实"动则生阳"，寒性体质者特别需要通过运动来改善体质。快步走是最简便的办法，尤其是在鹅卵石路上行走，能刺激足底的经络和穴位，可以疏通经脉、调畅气血、改善血液循环，使全身温暖。

饮食调理：在中医养生传统中，女性体质属阴，所以不要贪凉。即使在夏季，女性也不要吃过多的冷饮、寒性瓜果等寒凉之物，从冰箱里取出的食物最好放置一段时间再吃，平时也应该多吃一些补气暖身的食物，如核桃、红枣、花生等。

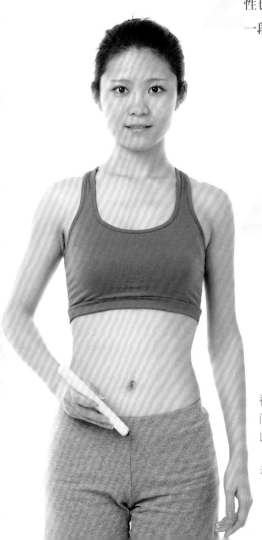

经期调理：月经期间用红糖、艾叶煮水喝，可暖宫、散寒、祛瘀。也可在月经前 3 天每天喝红糖水，以增加排经量，让月经排除干净，也可活血暖宫。

用中药泡脚：艾叶、肉桂、花椒煮水，用以浸泡双脚，具有温肾散寒、温经通络之功。备孕女性在睡觉前泡脚 15 分钟，长期坚持可缓解宫寒。

艾条温灸：一般选取两个穴位，肚脐正中直下 1.5 寸处的气海穴，肚脐正中直下 3 寸处的关元穴。用艾条每天熏灸 30 分钟，长期坚持就可以起到温暖子宫的功效。

初次使用艾条温灸，要时间短一些，壮数[1]少一些，以后再加大剂量。

注[1]壮数：每次施灸所点燃的艾炷数。

强力推荐——暖宫食谱

花生红豆汤

原料： 红豆、花生各 50 克，糖桂花 5 克。

做法： ❶ 将新鲜红豆与花生清洗干净，并用清水泡 2 小时。❷ 将泡好的红豆与花生连同清水一并放入锅内，开大火煮沸。❸ 煮沸后改用小火煲 1 小时。❹ 出锅时将糖桂花放入即可。

营养功效：花生中维生素 E 的含量特别丰富，常吃能促进性激素分泌，使女子雌性激素浓度增高，提高生育能力。红豆富含 B 族维生素、蛋白质及多种矿物质，还含有大量的铁质，能行气补血，缓解宫寒。

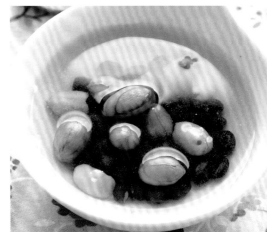

桂圆红枣茶

原料： 红枣 4 颗，桂圆 2 颗。

做法： ❶ 红枣洗净去核，枣肉备用。❷ 桂圆剥去壳，取桂圆肉备用。❸ 将桂圆肉、红枣肉放入锅内，加入清水煮沸，转小火再煮 30 分钟即可饮用。

营养功效：桂圆可补气安神，辅助治疗失眠、健忘、惊悸；红枣对促进血液循环很有帮助。红枣与桂圆共用具有极佳的补血养气效果，有利于调理女性宫寒。

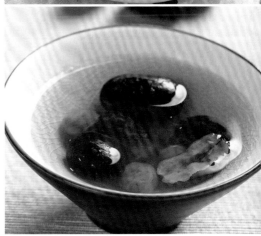

阿胶桃仁红枣羹

原料： 阿胶、核桃仁各 50 克，红枣 3 颗。

做法： ❶ 核桃去皮留仁，捣烂备用。❷ 红枣洗净，取枣肉备用。❸ 把阿胶砸成碎块，50 克阿胶需加入 20 毫升的水一同放入瓷碗中，隔水蒸化后备用。❹ 红枣、核桃仁放入砂锅内加清水用小火慢煮 20 分钟。❺ 将蒸化后的阿胶放入锅内，与红枣、核桃仁共同再煮 5 分钟即可。

营养功效：阿胶和红枣都能很好地补血、驱寒，女性生理期饮用有利于缓解不适症状，对于宫寒女性很有好处。

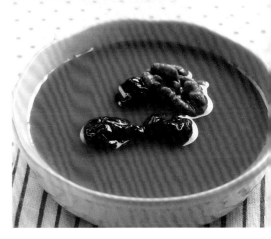

精子不好，坚持治疗就会好

近几年男性不育患者越来越多，男性不育的出现，给男性朋友带来了极大的困扰。此时，一定要及时到医院查明病因，并对症治疗。在男性不育的情况中，精子相关问题占了很大比例，如少精子症、精子畸形、无精子症、尿道炎、前列腺炎等。这些疾病有许多与不良的生活习惯有关，所以男性在平时就应养成良好的生活习惯，避免不育症的发生。

治好前列腺炎，好孕马上来

前列腺炎有尿频、尿急、尿痛、尿不尽和尿滴白等症状，如果不进行及时的治疗，其危害性还将进一步扩大。前列腺炎会引起男性的性功能障碍，还会影响精子的正常功能，间接地导致男性不育，给男性的生活和家庭带来诸多的困扰。如果患了急性前列腺炎，应卧床休息三四天，大量饮水，忌饮酒和食用刺激性食物。可热水坐浴或会阴部热敷，并保持大便通畅。患病期禁止性生活。慢性前列腺炎治疗周期稍微长些，需要2个月左右。

男性要注意检查包皮是否过长，过长者要及早做包皮环切手术，防止细菌藏匿并经尿道逆行进入前列腺。及时清除身体其他部位的慢性感染病灶，防止细菌从血液进入前列腺。养成及时排尿的习惯，因为憋尿可使尿液反流进入前列腺。不久坐和长时间骑自行车，以免前列腺血流不畅。养成良好的生活习惯，不吸烟，少饮酒。

建议多吃清热生津、养阴润肺的食物，如百合、糯米、蜂蜜、花生、山药、银耳、梨、红枣、莲子、甘蔗等食物。也可以多吃芝麻、核桃等滋阴补肾的食物。忌食辛辣食物，如大葱、蒜、辣椒、胡椒等。

只要积极治疗，前列腺炎就能很快治好，男性朋友不必过于担心。

弱精男也有春天

弱精症是指连续三次精液分析中前向运动的精子（a 和 b 级）小于 50% 或 a 级运动的精子小于 25%，而精子密度及其他参数指标正常或基本正常的病症，弱精症又称精子活力低下。弱精症常见的原因有精液液化异常、精索静脉曲张、睾丸异常、生殖系感染。

许多男性在检查精液过程中发现患了弱精症，此时不应该慌乱，而应该听从医生的建议，通过积极的治疗来提升精子的活力。许多患者通过几个疗程的治疗都使精子活力达到了可以受孕的水平。所以男性朋友发现弱精症及时治疗即可。

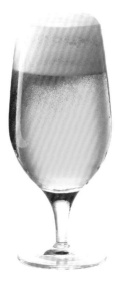

备育男性应提前3个月戒酒，保持精子活力。

平时多预防精索静脉曲张

精索静脉曲张是指精索里的静脉因回流受阻，而出现的盘曲扩张。精索静脉曲张导致局部温度升高、缺氧、pH 改变、毒性物质滞留，导致精子数量减少，精子活动能力下降和畸形精子比例的升高，从而降低男性的生育能力，导致男性不育。还有一些人甚至会出现性欲降低、性快感下降、性交痛、勃起功能障碍、早泄等性功能障碍。

阴囊可摸到或看到如蚯蚓般的肿胀血管，这是精索静脉曲张的典型表现，还可能伴有侧阴囊或睾丸坠胀感或坠痛，阴囊肿大。一旦发现，应及时去正规医院治疗。为避免出现精索静脉曲张，应注意避免长久站立；注意休息，生活要有规律，保持心情舒畅，避免疲劳；禁烟酒，忌刺激性食物，多饮水，多吃新鲜蔬菜、水果；注意会阴部的清洁卫生，防止逆行感染。

放下包袱轻装上阵，坚持就会成功

有些男性一旦发现是自身因素导致妻子不孕的，就会大受打击，精神不振。即便开始吃药治疗，也总是觉得压力大，情绪低落。其实备育男性应该放下包袱，积极治疗。备育男性可以设身处地地想，假如是自己妻子有一些不孕的问题，自己是不是会鼓励她、安慰她呢？那么现在是自己的问题，自己是不是更应该主动治疗呢？

还有一些男性可能因为一两个月的治疗没有见效便心灰意冷，其实治疗是需要坚持的。就精子问题来说，精子从生成到成熟整个周期是 3 个月，一般医生会建议吃两三个月药之后再复查，太早复查没有意义。所以备育男性要有点耐心，坚持治疗，自然有效果。

找个专业的医院很关键

治疗男性精子问题，找个专业的医院很关键。不管是看中医还是西医，都应该去正规专业的医院治疗。建议大家不要盲目听信各种秘方、偏方，因为每个人的体质不同，即便是别人用了有效的也不一定适用于你。同时，若是有副作用或者耽误了病情，岂不是得不偿失。最好是自己去医院，直接听医生的指导。

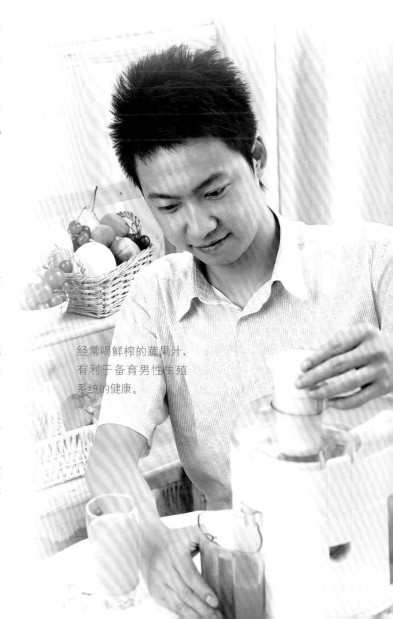

经常喝鲜榨的蔬果汁，有利于备育男性生殖系统的健康。

众姐妹分享好孕经验

阴道炎反复发作的原因

有的是夫妻双方未同时接受治疗，病菌易通过性生活在男女之间反复"传递"，导致女方阴道炎复发。

经常使用抗生素，反复破坏阴道菌群间的制约关系。

不注意卫生，如内裤与袜子同时洗涤，造成病菌的交叉感染，导致复发。

部分病人经治疗后由于阴部瘙痒症状得到缓解或消除而自己停止用药，其实疾病还未治愈，从而易复发。

备孕女性应避免上述导致阴道炎反复发作的情况，争取彻底治愈阴道炎。

备孕关键词

- 大龄备孕　　● 阴道炎
- 孕前检查　　● 注意卫生
- 盆腔炎　　　● 排卵期

晓冬，备孕1年——阴道炎、盆腔炎都不怕

◎应该

学习怀孕知识

夫妻都做孕前检查

治疗阴道炎、盆腔炎

坚持用药和复查

治疗期不同房

注意内裤卫生

保持私处卫生

掌握排卵期

◎不应该

忽视妇科炎症

用药期同房

夫妻内裤一起清洗

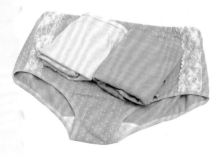

我和老公结婚3年了，结婚后也没有特别避孕，但由于工作很忙，他经常出差，我们在一起的时间不是很多，没有怀孕我也觉得没什么。2014年我快30岁了，才和老公计划要宝宝。

当时是5月份开始尝试的，刚开始啥也不懂，什么是排卵期都不知道，自然没中。第二个月，我吸取教训，上网学习有关知识，发现有许多姐妹都做过孕前检查，考虑了一下自己的年龄，觉得以防万一也应该去检查一下，于是拉着老公去做孕前检查。两个人都检查了哦。结果一查还真是打击不小呀，既有阴道炎又有盆腔炎。说实话，当时我心里觉得上天对我太不公了。

可医生说应该治好之后再怀孕，就给我开了药。有外用洗的，还有消炎药。结果是用了药就好，没用就复发，我自己是月经后复发，还有同房也会复发。所以为了治疗，我和老公坚持两个月不同房，嘿嘿，牺牲很大吧。另外就是坚持洗PP和消毒内裤，老公的和自己的要注意分开洗。

就这样在第3次复查的时候，医生说结果还好（要是再不好，我都要崩溃了）。我和老公就备孕争取造人啦。结果头一个月就中了，排卵期真的有用啊。这一年来努力总算没有白费呀。

各位姐妹不要把阴道炎、盆腔炎想得太过严重，只要好好治疗，怀孕不是难事！

Lucky，调理宫寒——有宜食材多吃可暖宫

◎应该

调理宫寒

去医院治疗

多吃补血补铁食物

多喝黑豆浆

多喝红糖姜茶

使月经规律

◎不应该

多吃冰激凌

直接喝冰箱冷饮

不做运动

我和老公刚结婚的时候觉得还年轻，不着急要孩子，加上本来就是晚婚，结婚时已经28岁了，不留神30岁就过了，这才着急了。

我平时月经不准，腹部有时候会疼，还怕冷。我就去看了中医，结果医生说我宫寒，给开了点药调理。哎呀，我以前可是常吃冰激凌，而且喜欢喝酸奶，经常就是从冰箱里拿出来就吃了，以前还不怎么做运动。医生说要调理好就应该注意饮食，增加运动。我自己除了吃药，平时就多吃一些补铁补血的食物，像红枣、猪肝、鸡蛋、木耳等，经期的话会多喝一些黑豆浆或者红糖姜茶。

调理了2个月，我经期就比较准了，痛经也不明显了，自然就怀上了。

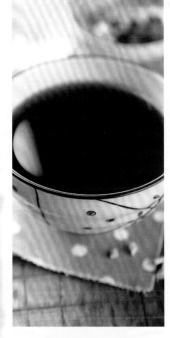

红糖姜茶驱寒又除湿

生姜驱寒除湿的功效是非常好的，且没有什么副作用。红糖性温，味甘，入脾，具有益气补血、止痛、活血化瘀的作用。饮用红糖姜茶能够促进血液循环，暖胃，暖宫，驱寒除湿，防治风寒感冒，治疗痛经。所以宫寒的女性朋友千万不要错过这一款暖宫佳品哦！

左左，怀孕接棒——老公前列腺炎顺利好孕

◎应该

检查妇科疾病

放松心情

学会验孕

别忘了让老公检查

按时吃药

排卵期同房

◎不应该

情绪低落

使用过期验孕试纸

我和老公备孕半年了，迟迟也不见动静，心急的我开始情绪低落，怀疑自己有啥毛病，就偷偷去医院检查了一下妇科，咨询了医生，结果都没有异常，医生让我安心，放松心情再试2个月。

接下来这2个月，我可都是规规矩矩在排卵期做功课，抱了很大的期望，结果还是没中。有一次早孕试纸还"炸和"了呢，后来发现是过期了。

又去医院，说明情况，医生让我老公也来检查一下，结果还真就发现问题了，前列腺炎。医生给开了消炎药还有维生素E，回家后我盯着老公按时吃，之后还要去复查，吃了2个月，炎症就没有了，说明治对症了。

接着3个月耐心备孕，终于怀上了宝宝。

备孕关键词

● 前列腺炎

● 排卵期

● 男性不育

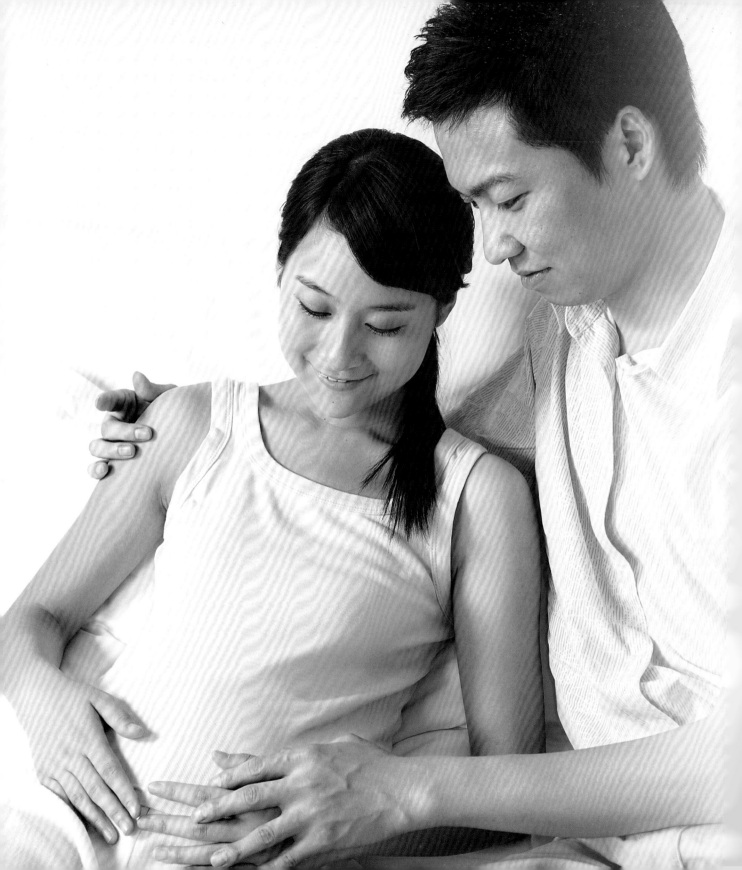

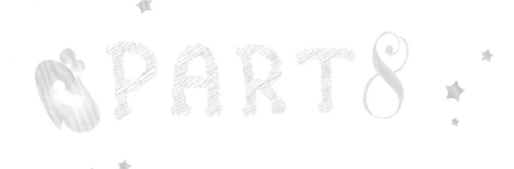

PART8

好孕来，孕期也要棒棒哒

　　经过长时间的准备，小夫妻终于怀上了属于自己的宝宝，或许之前克服了许多难题，也或许只是顺其自然怀上宝宝，不管怎样，宝宝都已经充满生机地住进了妈妈的肚子里。此后将是一段幸福旅程，请孕妈妈和准爸爸一起为小宝宝保驾护航吧！只要照顾周到，小宝宝一定会健康成长，期待十个月后的见面吧！

验孕那些事儿

怀孕初期，因为身体征兆还不是十分明显，所以有些人往往疏忽大意，以致造成流产。其实怀孕初期，身体会有一些细微的反应，只要了解这些，就可避免不良后果的产生。同时，多掌握一些验孕的方法也是十分有必要的。

孕期至少要做 3 次 B 超检查

◆ 怀孕 12 周前到医院做产前检查时，可以选择做一次 B 超，因为这可以了解胚胎发育情况，排除宫外孕。

◆ 怀孕 20 周时，B 超在孕中期进行，是必须做的 B 超，以筛查胎儿是否畸形。

◆ 怀孕 36、37 周时做 B 超检查，以确保安全分娩。

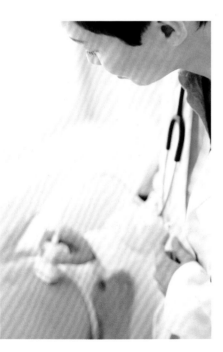

怀孕初期可能的感觉

怀孕初始，虽然受孕成功，但大多数女性自己没有感觉。有些身体比较敏感的女性，可能会发觉自己容易疲劳了，有时候表现出发热、畏寒、无力、想睡觉等。如果正在备孕的女性出现了这些症状，最好先考虑是受孕成功，并用早孕试纸检测或去医院检查。

基础体温

女性怀孕后，黄体生成素升高，刺激了体温中枢，常使体温比平时高 0.5℃左右。如果体温升高的状况持续 21 天以上，而且无其他异常反应，月经也不来潮，一般可以认定是怀孕的表现。

B 超检查

B 超检查是验孕最准确、最可靠的方法。最早在妊娠第 5 周时，也就是月经过期一周的时候，通过 B 超的检测，在显示屏幕上，可以看到子宫内有圆形的光环，又称妊娠环，环内的暗区为羊水，其中还可见有节律的胎心搏动。但是如果没有异常情况出现，一般在孕早期不建议使用 B 超检查。

医院尿检

受精卵植入子宫后，体内就开始产生有利于维持妊娠的人绒毛膜促性腺激素。这种激素在受孕成功 10 天左右即可查出来。去医院做尿检，这是专业的检验医生常做的检查，方法同验孕试纸（见右页）。只是如果化验太早，结果可能还是阴性的，再过几天做一次可能就是阳性的了。此方法在受精后 7~10 天进行，准确率较高。

早孕试纸测试

去医院验孕前，也可在家用早孕试纸测试一下，方法如下：

1. 打开密封的包装，用手持住纸条的上端，不要用手触摸试纸条实验区。

2. 取一杯尿液（有的试纸包装内附有专用尿杯），最好是晨尿。

3. 将试纸带有箭头标志的一端浸入尿杯（尿样不允许超过 MAX 线），约 3 秒钟后取出平放。

4. 在反映区内出现一条红线为"阴性"，出现平行的两条红线为"阳性"。尿 HCG "阳性"多表示已经怀孕。10 分钟之后仍为一条红线时才能判定为"阴性"。

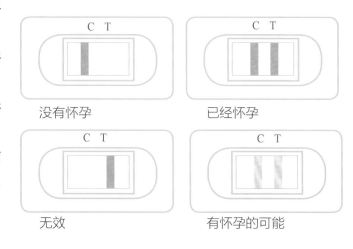

没有怀孕　　　　　已经怀孕

无效　　　　　　　有怀孕的可能

验孕棒测试

1. 将包装铝箔膜袋沿缺口处撕开，取出验孕棒。

2. 如果有的话，戴上盒内所附的一次性塑料薄膜手套，捏住验孕棒手柄一端。

3. 吸管吸几滴尿液，最好是晨尿，挤到验孕棒的吸尿孔。

4. 观察窗中的 C、T 位置，如果同时出现两条紫红色线，表明已怀孕。如果出现一深一浅两条线，对照线 C 的颜色较深，测试线 T 的颜色较浅，表示有怀孕的可能。观察窗中只出现一条线，表明未怀孕。

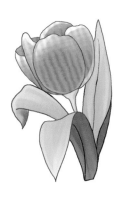

验孕出现误差的原因

1. 验孕试剂可能失效。已怀孕，但验出来显示没有怀孕，即验孕试剂不够敏感。可能是因为验孕试剂过期、药剂已失效或质量有问题。

未怀孕，但验出来显示怀孕，为验孕试剂太灵敏。各种验孕试剂都是在测试体内的人绒毛腺促性腺激素。但人绒毛腺促性腺激素存在于每一个人体内（包括男性），只是量较少。有些试剂因为太敏感，即使量少也可能呈阳性反应，而让使用者误以为怀孕。

2. 检验时间不正确。太早验与太晚验，都可能使检验结果不正确。有些孕妈妈在同房后两三天就检验，往往验不出正确的结果。有些孕妈妈则在怀孕一段时间后才验，但是，因为人绒毛腺促性腺激素值会随着怀孕周数增加而增加，例如 10 周后，数值即可能达到 10 万以上，而一般的验孕试剂在超过一定的数值后就验不出来了。所以，孕妈妈应在成功受孕 10 天后验孕。

孕早期，小心一点，安全第一

从怀孕开始至 12 周末称为孕早期。孕早期是胚胎发育的关键时期，也是致畸的敏感期，要特别注意避免病毒感染，避免有毒有害环境因素的影响。怀孕初期易流产，孕妈妈得特别小心，避免用力的动作，也不要过度疲劳。在孕早期，做事小心一点，绝对不要放松每件小事。

自然面对嗜睡、忘事

孕早期，孕妈妈易疲倦、嗜睡，此时没必要硬撑，想睡就睡吧。孕妈妈可以选择在状态好的时间段把当天比较重要的工作完成，并把自己怀孕这个情况告诉领导及同事，获得他们的体谅。这种劳逸结合的工作方式，对胎宝宝和孕妈妈的身体有好处。

怀孕后孕妈妈会发现自己记忆力不如从前，请放轻松，这也是孕期的表现之一。孕妈妈可以利用小笔记簿来做备忘，或者关照同事提醒自己。

自然地面对嗜睡、忘事，体会怀孕带给自己的一切变化，享受属于孕妈妈的独特幸福吧。

害喜，好难受

1. 如何缓解孕吐。多数孕妈妈在怀孕早期都会出现孕吐症状，缓解孕吐反应的方法有以下几种。

放松身心：以从容的心态度过这一段时间，消除紧张、焦虑的不良情绪，注意休息，保证充足的睡眠。

清淡饮食：选择清淡、易消化的食物，少吃多餐，经常变换花样增进食欲。如果孕妈妈孕吐比较严重，吃什么吐什么，不妨在清晨用果汁来补充体力，如西瓜汁、苹果汁等。

2. 孕吐会不会使胎宝宝营养不良。有的孕妈妈担心孕吐或者食欲不佳会影响自己对营养的摄入，从而影响胎宝宝的生长发育，其实这个问题不存在，孕妈妈不必为此而过分忧虑。

胎宝宝其实是很聪明的，他不管妈妈的身体营养是否充足，总是先行汲取自己需要的那一份，除非孕妈妈体内已经没有可吸收的营养，那么胎宝宝就真的会缺乏营养。当然，如果孕妈妈体内营养缺乏已到了如此程度，大都会有自觉症状。所以只要没有不适感，胎宝宝的生长发育就不会受影响。

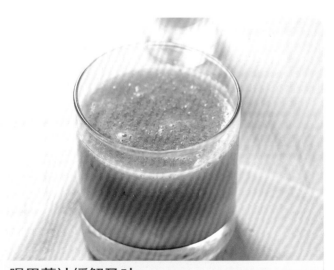

喝果蔬汁缓解孕吐
孕妈妈可以多喝些果蔬汁来缓解孕吐，如西红柿汁、苹果汁、芹菜汁等。

孕早期避免性生活

准爸爸要节制自己的性欲，一旦发现妻子怀孕后，应在孕12周内避免性生活，以免造成妻子流产。因为此时胚胎正处于发育阶段，特别是胎盘和母体宫壁的连接不紧密，如果进行性生活，易造成流产。即使性生活十分小心，由于孕妈妈盆腔充血，子宫收缩，也可能造成流产。孕妈妈和准爸爸为了宝宝的健康，暂时停止性生活吧。一般到孕中期，胚胎稳固后，可进行适当的性生活。

孕妇内衣来帮忙

孕3月孕妈妈受激素影响，乳房开始增大，以往的内衣大小可能已不符合孕妈妈的身体了。此时孕妈妈宜更换合适的内衣。需要注意的是，孕妈妈应选择纯棉质地的内衣。

孕3月孕妈妈的腰围也会变粗，以前穿的内裤可能也不太适合了，宜购买孕妇专用的内裤。

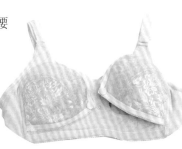

怀孕后，要根据自己的身体情况，选择合适的内衣。

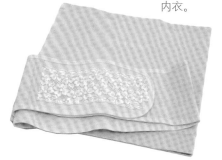

用清水清洗私处

很多孕妈妈会在孕期前3个月发现阴道分泌物增加了，这是体内孕激素持续旺盛分泌导致的，是正常现象，孕妈妈不必惊慌。随着糖原的增加和多种激素的影响，孕妈妈可能还会出现外阴瘙痒及灼热症状，此时使用清水清洗外阴，可缓解症状。孕妈妈需要注意，激素和糖原的影响会使孕妈妈患上各种阴道炎，所以除非是遵医嘱，孕妈妈最好不要用药物或冲洗液清洗外阴和阴道。

孕早期误用药物怎么办

胎儿神经系统发育期对药物、不良环境非常敏感，稍有不慎，就有可能对胎儿发育造成影响，所以孕早期也是孕妈妈用药的高度敏感期。

有些孕妈妈由于不知道自己怀孕，身体不适后服用了药物，然后才发现自己怀孕了。遇到这种情况，孕妈妈应及时到医院向医生说明情况，询问使用药物对胎儿的影响。

一般药物毒副作用的大小是与药物成分和其作用机制有关的。在不确定误服的药物是否对胎儿产生影响前，可先保胎；若误服药物对胎儿神经发育能产生极大影响，并且孕妈妈服药量较大时，则应在医生指导下采取措施，不宜盲目保胎。

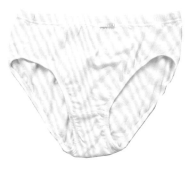

造成宫外孕的可能因素

● 妇科炎症。炎症可使输卵管黏膜充血、水肿、黏膜壁发生粘连，不利于孕卵运行，也可导致宫外孕。

● 子宫内膜异位症。该病是发生宫外孕的高危因素。

● 输卵管发育异常。输卵管发育不良或畸形发育，如输卵管弯曲、螺旋状等，都会妨碍受精卵进入子宫腔。

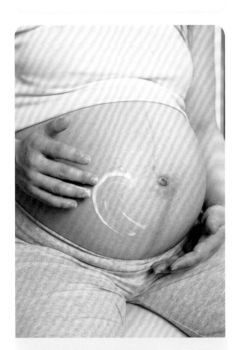

多按摩预防妊娠纹

从孕早期到孕晚期，坚持按摩腹部，并配以防妊娠纹霜，能起到很好的预防妊娠纹的作用。

小心警惕宫外孕

如果怀孕 30 天后，出现不规则流血、腹痛，而平时就有妇科的一些炎症，如盆腔炎、附件炎、子宫内膜炎等，就应该高度警惕是否为宫外孕了。

宫外孕又称异位妊娠，也就是在子宫以外的其他位置妊娠。正常的妊娠应该是精子和卵子在输卵管相遇而结合形成受精卵，然后游向子宫，在子宫着床发育成胎儿。如果由于某种原因，受精卵在子宫腔以外的其他地方"安营扎寨"，便是异位妊娠。

宫外孕典型症状可归纳为 3 大症状，即停经、腹痛、阴道出血，但其症状常常是不典型的。如果怀疑为宫外孕，应立即到医院确诊救治，通常要进行急诊手术。

妊娠纹，早预防

怀孕后，胎儿和子宫快速变大，孕妈妈的体重也快速增加，孕妈妈皮肤的代谢速度无法跟上子宫增长速度，皮肤的弹性纤维和胶原纤维超过弹性限度的伸长，纤维发生断裂，妊娠纹就出现了。妊娠纹是美丽的天敌，多出现于脐下、耻骨联合处、大腿外侧、乳房四周、臀部等，呈不规则平行状。妊娠纹刚形成的时候一般为粉红色或紫红色，在产后会渐渐萎缩，成为银白色，皮肤也因此松弛而失去原来的光滑和弹性。

预防妊娠纹需注意控制体重，坚持适当锻炼，增加皮肤弹性，也可以在易发部位常做按摩。教给孕妈妈一个巧除妊娠纹的小窍门。洗净腹部后按摩 10 分钟，把蛋清敷在腹部皮肤上，10 分钟后擦掉，再做一次腹部按摩，可以让皮肤吸收得更好一些。在饮食上也可以适当食用一些防妊娠纹的食物，如西蓝花、海带、猪蹄、三文鱼。

轻微感冒头痛，到底吃不吃药呢

轻度感冒仅有鼻塞、轻微头痛的孕妈妈一般不需用药，应多饮用开水，充分休息，一般很快自愈。如果有高烧、烦躁等症状的要马上去看医生，在医生指导下采取相应措施对症处理，切不可盲目用退热剂之类的药物。

孕妈妈出行，安全是第一

整个孕早期的出行都应引起孕妈妈的注意。孕前3个月还没有度过孕早期的危险期，不适合长途旅行，也不宜长时间乘坐交通工具。

孕妈妈不宜骑自行车。骑自行车姿势使腹部受压，易导致盆腔充血，不利于胎儿发育。而且若路面不平坦，骑车上下颠簸，还会增加子宫震动，不利于胎儿在子宫内的稳定。

孕妈妈乘坐公共交通出门时，最好避开出行高峰，提前出门。出行高峰时，车内人多，有可能会使孕妈妈腹部受到冲撞，而过于拥挤的环境空气污浊，也不利于孕妈妈呼吸新鲜空气。若在车内遇人多拥挤的情况，孕妈妈可提前下车，换乘下一辆或者改乘其他交通工具。

孕妈妈乘私家车时，应注意车内清洁和空气流通，而且最好不要自己驾驶。

此外，孕早期孕妈妈在散步时，应远离正在跑跳的孩子，以免孩子冲撞到自己。

安检对孕妈妈有影响吗

孕妈妈在乘坐地铁、飞机等交通工具时需要过安检，很多孕妈妈担心安检会对胎儿造成影响。正常情况下，地铁、飞机场里对人进行安检的都是金属探测仪，不会对人体造成影响，只有行李才需要X线安检。

试验证明，地铁中给包进行安检的机器所散发出来的辐射量很微小，正常情况下不会给孕妈妈造成影响。所以孕妈妈可以安心过地铁安检。

不过，国外有些机场采用X线安检，要在这样的机场乘坐飞机时，孕妈妈应向工作人员说明情况，走绿色通道。

居住环境要通风、不潮湿

屋子或附近环境如果太潮湿对孕妈妈和胎宝宝都不好，因为环境过于潮湿，容易滋生细菌病毒，增加患病概率。另外，现在有不少公共场所采用完全密闭形式的窗户，比如机场候机厅、图书馆、阅览室等，这使室内容易积聚人群呼出的废气，新鲜空气没法流进来，孕妈妈最好避免去这样的场所。如果孕妈妈的工作单位是中央空调，最好工作一两个小时就到户外透透气，呼吸一下新鲜空气。

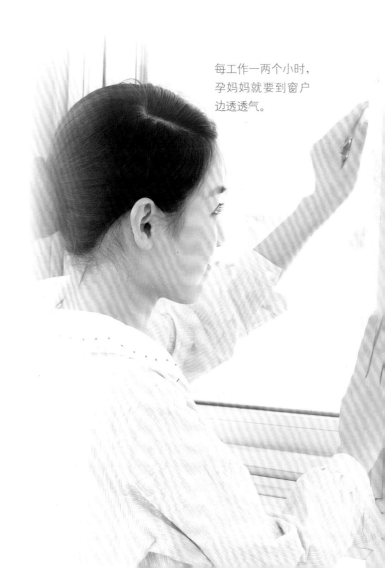

每工作一两个小时，孕妈妈就要到窗户边透透气。

孕中期，大肚婆秀幸福

孕中期，指怀孕后的 13~28 周，这个时期孕妈妈的肚子就开始"显山露水"了，此时胎宝宝应该已经很稳定了，孕妈妈已经能适应孕期的变化。这个阶段孕妈妈相对轻松，正是养好胎、秀幸福的甜蜜阶段哦！

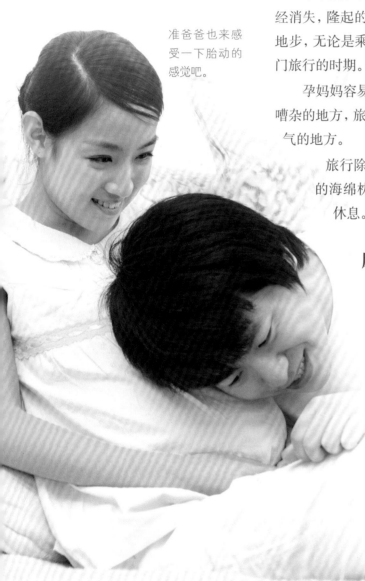

准爸爸也来感受一下胎动的感觉吧。

孕 5 月，带宝宝去旅行

孕中期，孕妈妈和胎宝宝都进入了相对稳定期。孕妈妈的早孕反应已经消失，隆起的腹部虽然对孕妈妈行动有些影响，但还没有到非常不便的地步，无论是乘坐飞机，还是坐车都没什么问题，此时是孕妈妈最适宜出门旅行的时期。

孕妈妈容易疲劳，所以在旅行前准爸爸就应做好计划，尽量避开人多、嘈杂的地方，旅途也不宜太长，最好选择车程较近的，有青山绿水、新鲜空气的地方。

旅行除了准备宽松舒适、方便替换的衣服外，最好多带一个小型的海绵枕头或软垫，可以让孕妈妈在乘坐飞机、火车、汽车时靠着休息。行李、食物不需要带太多，以免增加旅途负担。

胎动的感觉

在孕 4 个月后，许多孕妈妈会感觉到宝宝的活动，也就是胎动。胎动的感觉有许多种：抽动、扭动、翻滚、拳打脚踢、肚子一跳一跳的、冒泡泡、像鱼在游泳、像虾在跳……胎宝宝在肚子里的动作千变万化，所以每个孕妈妈的胎动感觉会有所不同。

● 察觉不到胎动的原因

有些孕妈妈没有感受到胎动的原因是：第一次怀孕，感觉到胎动的时间要比曾经怀孕过的妈妈晚一些；体形偏胖的孕妈妈要比体形苗条的孕妈妈感觉到胎动的时间晚一些；若很久了还是感觉不到胎动，就需要向医生咨询。

给胎宝宝做"体操"

心理学家认为，皮肤既是感觉器官，同时也是一种心理器官，它具有欲望，需要通过抚摸得到满足。比如，宝宝哭闹时，只要妈妈紧贴着宝宝的小脸亲亲，或用手轻轻地抚摸他的手和头，宝宝即会停止哭闹，表现出一副愉快、平和、满足的样子。虽然胎宝宝还未出世，但同样是一个有血有肉、有感觉的小生命，自然也需要得到孕妈妈的爱抚。

在孕妈妈怀孕第 16 孕周时，已经开始明显地感觉到胎宝宝的活动，因此在孕 20 周时，孕妈妈便可对胎宝宝进行抚摸胎教了。

胎宝宝一般在傍晚时活动较多，也就是胎动频繁的时候，最好在此时进行胎教。孕妈妈排空膀胱后，仰卧于床上或坐在舒适宽大的椅子上，全身放松，把双手手指放在肚子上。然后，伴着轻松的音乐，按从上到下、从左到右的顺序，轻轻、反复地做抚摸动作。

孕妈妈也可用中指和食指，轻轻并反复触压胎宝宝，然后手心空扣，轻轻叩击腹部。经过一段时间，只要孕妈妈一触摸，胎宝宝就会一顶一蹬地主动迎上来。到了孕 28 周时，孕妈妈可随音乐的伴奏，与胎宝宝的身体接触，如触摸圆而硬的头部、平坦的背部、不规则而又常变动的四肢和圆而柔软的臀部等。这些动作既好似让胎宝宝做"体操"，又好似推着他（她）"散步"。羊水可保护胎宝宝，孕妈妈不必担心会压坏胎宝宝。

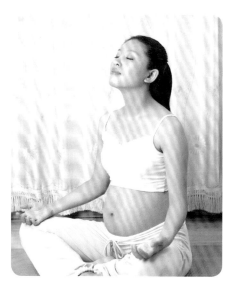

做瑜伽可以放松心情 平时做做瑜伽不仅能促进血液循环，有助于身体健康，还能让孕妈妈放松心情，愉悦地度过孕期。

散步，准爸爸的陪伴

在孕中期，准爸爸可以经常陪孕妈妈去散步，既能适度锻炼身体，又能放松心情，是最适宜的运动方式。不过要注意以下几点：

1. 不去闹市散步，避免吸入过多汽车尾气。

2. 散步刚开始时最好步子放慢一些，散步距离约 1 千米，先每周 1 次，后根据身体情况增加次数。

3. 散步时尽量避开有坡度或有台阶的地方，特别是在孕晚期，以免摔倒。

4. 天气太热时不要去散步，夏季不宜在上午 10 点至下午 3 点之间去散步，以免暑热伤身。散步时要穿舒适宽松的衣服和舒服的鞋。

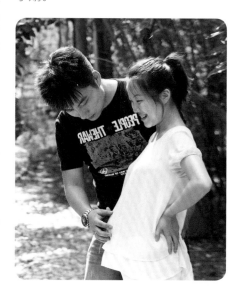

和孕妈妈一起散步 准爸爸和孕妈妈一起散步，不但能增进夫妻感情，还能让胎宝宝感受到家庭的温暖。

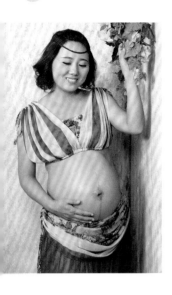

留张大肚照，晒出真幸福

许多孕妈妈在怀孕的时候都会拍照留念，不仅记录下了怀孕时最美丽的时刻，在将来还可以给宝宝看。现在许多影楼都有专门的孕妇拍摄服务，孕妈妈可以提前了解一下服务内容和价格，还可以自己设想一下拍摄的内容。孕妈妈在拍大肚照时，除了拍摄效果要达到自己的要求以外，一些拍照细节也不能忽略。

一张漂亮的大肚照
是这样拍出来的

选择最合适的时间：在怀孕 7 个月左右的时候拍摄比较好，最好不要超过 8 个月，这个时候的肚子又圆又大，拍出来才好看。

选择专业的影楼：选择专门给孕妇拍摄的影楼，专业性会比较强，而且有很多孕妇服装可以选择。另外，一定要提前沟通并预定时间，尽量选人少的日子去拍。

拍照前的皮肤护理：拍照前一晚要少喝水，以免眼睛水肿。拍照当天只要涂抹平时自用的护肤品就可以了，不需要自己在家上妆。当然，也可以将自己习惯用的化妆品带到影楼。

化妆与发型：与化妆师沟通，尽量少用化妆品，不要用含铅的化妆品，尤其是唇彩，不要吃到肚子里。拍照前一晚把头发洗净，散散地披着，或者绾起来扎成发髻。还有，腋毛要提前处理，一定要记得哦！

露出肚子，别拘束：既然是拍大肚照，至少要有一组露出肚子的照片。不要害羞也不要遮遮掩掩的，大方地把骄傲的大肚子露出来，还可以涂些亮亮的橄榄油。

表情幸福：拍大肚照可不是拍婚纱照，不需要搔首弄耳，只要表现出即将成为妈妈的姿态，拍出幸福感、美好感、母爱感就好。你可以想象一下，一年后给宝宝看这组照片的情景，微笑和幸福自然洋溢在你的脸上。

镁光灯、闪光灯都 OK：拍照不用镁光灯或闪光灯，拍出来的照片效果不好。所以，一边要求摄影师拍美点、拍美点，一边又说别用闪光灯。摄影师只有哭了，"臣妾做不到啊！"其实镁光灯和闪光灯不会有辐射，不用担心。

肚皮彩绘的注意事项：肚皮彩绘很流行，但是如果孕妈妈不能确定彩绘涂料的质量，最好不要在肚皮上画彩绘。

准爸爸穿什么：如果影楼不提供准爸爸的服装，那么只要穿一件牛仔裤，带两件颜色亮丽的衬衣或 T 恤衫就可以了。如果想要正式一点，准爸爸可以带一套西服和一条领带。当然，早上起来一定别忘记刮胡子。

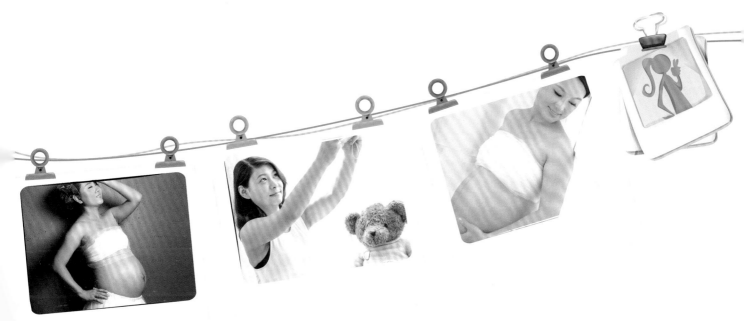

孕晚期，身心放松最重要

怀孕 28 周以后属于孕晚期，此时胎宝宝发育已经接近成熟了，孕妈妈的肚子越来越大，生活越来越不方便了，千万不要一个人外出走太远。在此阶段，孕妈妈应该注意放松身心，调整生活节奏，注意休息，耐心等待宝宝的降临。

不必过分担心胎宝宝

因为太担心胎宝宝，很多孕妈妈喜欢用小概率的思考方式来对待问题，一点很小的事情，就担心会给胎宝宝的未来造成巨大影响。如果孕检医生告诉你没有问题，就不需要将小概率放大，给自己增加压力。

与人多交流，烦躁跑光光

在 10000 名孕妈妈中，有 8%~10% 的人会有不同程度的孕期抑郁症。一般来说，如果抑郁的情绪得不到缓解，则会增加患产后抑郁症的概率。所以，如果孕妈妈感觉到情绪低沉、嗜睡，或者食欲不振、心烦意乱，就不要自己闷在心里，应该及时向丈夫或好友倾诉一番。如果你担心或害怕某种意外情况，可以及时咨询医生。

孕晚期孕妈妈心情烦躁，或对即将到来的分娩感到焦虑时，不妨找周围的孕妈妈或者新妈妈们一起聊聊，询问别的孕妈妈是否有同样的感觉，或向过来人取经。

好方法给孕妈妈更多好心情

有心理压力的孕妈妈，要给自己找一个快乐的理由，多想些开心的事情，多做些自己感兴趣的活动。

买一本关于编织的书，买些五颜六色的毛线，学着为小宝宝织点小东西，这个过程会让你很兴奋，也很有成就感。

每天或每周写一篇怀孕日记，记录下你的体重变化，你的日常饮食安排，你的感觉和变化，还有你对宝宝的畅想。

读一些自己感兴趣的书，如让你开心的漫画书，或漂亮的图文书。选几本怀孕育儿的书，多学习会让你对自己更有信心。

每天照着孕期营养食谱做几个自己想吃的菜，到孕期结束，你会突然发现自己厨艺大增。

每天听一些放松心情的音乐，这也是音乐胎教的重要一环。

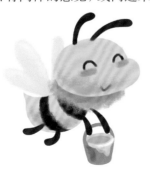

孕晚期产生不良情绪的原因

- 过于担心胎宝宝健康。做任何事都怕影响胎宝宝，经常会表现出忧郁状态。
- 身体水肿、尿频等妊娠反应加剧，影响孕妇心情。
- 对于分娩的心理压力过大。对于第一次生产的妈妈来说，压力会更大。

孕晚期，准爸爸备忘录

孕晚期，孕妈妈可能会因为子宫增大带来的身体不适而心情不好，准爸爸要宽容对待孕妈妈的情绪波动，最好每天能为孕妈妈做腿部按摩，这对缓解孕妈妈的身体不适很有帮助。

保证孕妈妈的睡眠与休息时间，鼓励她适当活动。

怀孕 28 周后，应禁止性生活，以免引起早产。

孕妈妈可能会因为临近分娩而产生不安和焦虑情绪，准爸爸要多陪陪孕妈妈，与孕妈妈交流宝宝出生后的事情，激发孕妈妈的母爱情绪。

产前检查变勤喽

从孕 8 月开始，孕妈妈的定期检查时间缩短为每两周一次，因为随着孕周增加，胎盘会老化。老化的胎盘对胎儿的各种营养和氧气的供给会不足，孕晚期危险反倒是比孕期的早、中阶段更高，所以要注意按时产检，对胎儿宫内状况及时监测。

有时肚皮痒痒，别忧心

怀孕期间，因孕激素分泌，或者胆汁淤积，孕妈妈可能会出现全身或局部性皮肤瘙痒。如果情况不严重，孕妈妈可以不必理会，待分娩后，瘙痒感就会消失。

若情况严重，让孕妈妈坐卧难安，宜到医院检查，排除因感染病毒而引起的皮肤病，或妊娠胆汁淤积综合征，再根据医生指导进行治疗以缓解症状。

做好分娩心理准备

孕妈妈在产前过于恐惧，会使身体产生过多的应激激素，这样一来，疼痛就会增加，产程也会拖更久，对分娩会有不利的影响，甚至会造成难产。焦虑、恐惧等不良情绪均可造成产妇大脑皮质功能紊乱，使得子宫收缩不协调、宫口不开、产程延长。因此，孕妈妈宜保持良好的情绪，为分娩做好心理准备。

下面介绍几种产前放松的小方法：

- 听着轻音乐小睡一会儿。
- 给最好的朋友打个电话。
- 读一本好玩的小说或漫画书。
- 泡个热水澡。
- 拿着食谱给自己做一顿大餐。
- 整理一下你买来的宝宝服，以及很多可爱的宝宝用品。
- 给自己未来的宝宝画一张像。
- 继续写怀孕日记。
- 练习深呼吸。

孕晚期要睡得好，起得缓

到了孕晚期，子宫受到压迫，影响胎宝宝的氧气供给，采用左侧卧睡眠，可以缓解子宫供血不足的状况，有利于胎宝宝生长发育和顺产。孕妈妈可以使用护腰枕，它可以托住腹部和腰部，减轻孕期不适感。

在孕晚期，为了避免发生意外早产，任何过猛的动作都是不被允许的。孕妈妈起床时，如果睡姿是仰卧的，应当先将身体转向一侧，弯曲双腿的同时，转动肩部和臀部，再慢慢移向床边，用双手撑在床上，双腿滑到床下，坐在床沿上，稍坐片刻以后再慢慢起身站立。

放缓生活节奏

孕晚期，孕妈妈身体负担增加，生活节奏宜放缓，工作量、活动量都应适当减少。如果身体情况不乐观，大龄孕妈妈在孕 32 周后还可以申请休假。

不过，在孕妈妈暂时离开工作岗位前，应为工作交接做好准备。找一个适当的时间，与上司、接任者和同事对细节问题进行沟通，并商量好保持联系的方式、时间，以保证工作在孕妈妈休假期间能够顺利进行，同时也能让孕妈妈获得一个相对清静的假期。

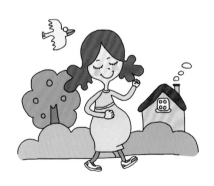

何时去医院，心中有数

轻松感：当胎宝宝的头部下降到骨盆腔时，胃部压迫感消失，胃的周围感觉很舒畅，你会感到特别轻松，一般在预产期前一两周。

尿频：但没有尿急、尿痛。

假痛：下腹常常感觉不规则的酸痛或收缩，走动或变换姿势可以减轻，这并不是真正的分娩阵痛，所以称为假痛，常发生于产前几周或前几天。

胎动：一直活跃的胎动变得迟缓。

子宫颈：子宫颈会变软、变薄并稍有扩张。一般出现在分娩前几天，但是这种变化你无法察觉，只有检查阴道才能知道。

见红：分娩前一两天，阴道会有像月经一样的黏液分泌物，如果是褐色，可以再观察，如果出血是鲜红色且量多无黏性，应立刻去医院待产。

阵痛：子宫收缩时的表现，是出现真临产的症状。

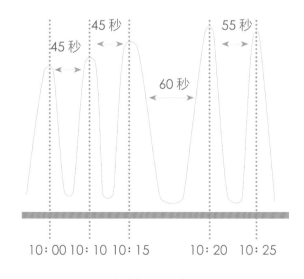

宫缩间隔示意图

放松身心巧运动

1. 活动腰部——减轻腰部酸痛

❶ 站立，双手叉腰。

❷ 左右扭动腰部，并带动臀部活动。

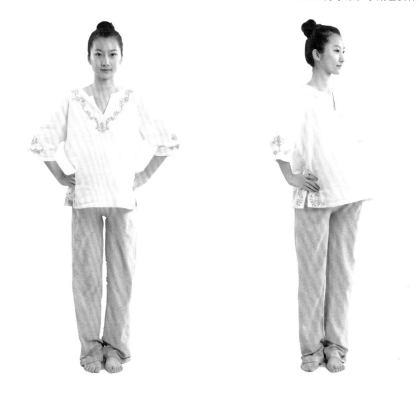

2. 鼓腹呼吸——减轻分娩疼痛

❶ 身体仰卧，完全放松，嘴微闭，吐气，可发出"噗噗"声。

❷ 腹部一上一下慢慢地做深呼吸，呼吸 1 次约 10 秒钟。

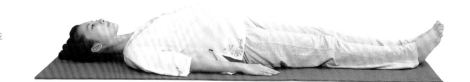

3. 骨盆运动——有助分娩

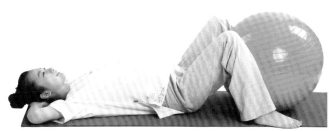

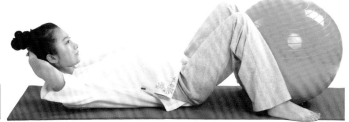

❶ 平躺，头枕在双手上，将瑜伽球放于屈曲的两腿间。　❷ 头借助双手向上稍抬，根据身体情况，腹部稍用力。

众姐妹分享好孕经验

如何避免顺产时发生难产

首先要定期去医院进行产前检查，以便及时发现情况，尽早进行纠正解决。

产前加强营养，保持旺盛的精力和体力，预防疾病，适量运动。

保持心情愉快，要知道生产是一种自然的生理现象。

要了解分娩知识，并在分娩时按产程与接生人员的要求配合呼吸和动作。

小虎妞，顺利生产——顺产没那么可怕

◎应该

孕期适当补充营养
调整心态
听医生建议
练习利于生产的运动
不要害怕顺产
生产时配合助产士

◎不应该

孕期吃得过多
孕期不运动
因为怕疼选择剖宫产

我怀孕的时候营养补充得也很好，其实吃得有点多，为了避免胎儿过大以及其他并发症，我后期一直在控制饮食。整个孕期一直令我不安的是，顺产好可怕，想起来就疼。

我跟老公商量要不就剖宫产吧，但老公说顺产对宝宝好，建议顺产。我有些犹豫，就问医生，她说按我的身体状态，顺产应该问题不大。老公又继续游说我，还找来了一些有利于生产的运动让我来练，我就这样被"劝降"了。

生的时候，我全身都在使劲，要特别感谢旁边的助产士，一直在教我正确呼吸和生产。最终宝宝成功出生，也很健康，生完几个小时我就能下地活动了，回想一下，真的没那么可怕，要相信自己为了孩子，完全能做到！

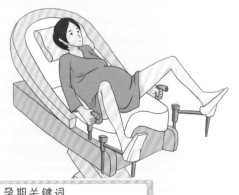

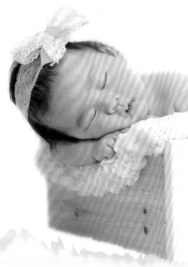

顺产宝宝免疫力强，适应外界环境的能力更强。

孕期关键词

- 顺产
- 剖宫产
- 孕期并发症

Julin，新妈驾到——数好宝宝胎动换来平安

◎应该

注意孕期饮食

适当运动

向过来人取经

坚持数胎动

做胎心监护

提前准备待产包

及时就医

羊水破后保持镇静

◎不应该

忽视规律宫缩

耽误去医院的时间

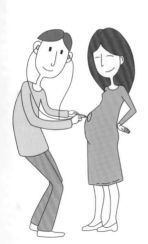

我是第一次怀孕，期间都很注意饮食和运动，向过来人请教了很多，产检一直也没有什么问题。

宝宝是在 37 周入盆的，不到 38 周就开始有宫缩迹象，但不是很明显，我肚子没有明显坠痛。但是 39 周第三天下午 3 点，我发现宝宝好像不怎么活动了，因为我一直有数胎动的习惯，而且宝宝胎动很有规律，总之我感觉与之前很不一样。我有点犹豫要不要去医院，但老公立即决定开车去医院，并带上了提前准备好的待产包。跟医生说了之后，医生先听了一下胎心，说没问题，但我就是觉得不动不正常，又继续做了胎心监护，发现有规律宫缩且胎动不正常，医生建议不再做胎心监护，让直接进产房。我开始担心难道出现什么大问题了，可是医生表现得比较镇静，我以为没事，就先去上了厕所。

结果在我回到走廊时，突然发现自己羊水破了，裤子上还有血迹，老公赶紧喊来医生帮忙，送进产房后，我下半身麻醉，医生几乎就用了 2 分钟（我自己估计的）就完成了剖宫产，宝宝的哭声也传来了。我就知道宝宝顺利出生了，是个男孩，六斤多。

后来我才知道，我当时是胎盘早剥，属于很严重的情况，据说胎盘剥落 1/3 的话，宝宝就会有危险，幸好我去医院及时。到现在都不敢想，若是我没有发现宝宝胎动有问题，没有及时去医院检查，宝宝会不会平安。

所以各位孕妈妈，在接近预产期时，一定要注意观察胎宝宝胎动的情况呀！

自己数胎动的两种方式

累计每天的胎动次数：做一个简单的表格，每天早上 8 点开始记录，每感觉到一次胎动，就在表格里做个记号，累计 10 次后，就说明胎宝宝一切正常。

计算固定时间内的胎动次数：孕妈妈每天测试 3 小时的胎动。分别在早上、中午、晚上各进行一次。将所测得的胎动总数乘以 4，作为每天 12 小时的胎动记录。如果每小时少于 3 次，则要把测量的时间延长至 6 或 12 小时。

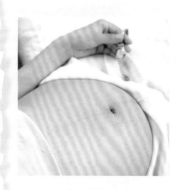

孕期关键词

- 胎盘早剥
- 待产包
- 数胎动
- 羊水
- 剖宫产
- 宫缩

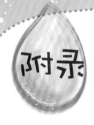

孕妈妈最佳安胎保胎食物

其实，孕妈妈不需要服用昂贵的保健品，从科学的角度出发，了解一下吃什么食物能安胎，对孕妈妈和胎宝宝都有好处，下面我们就来看一下几种安胎保胎的食物。

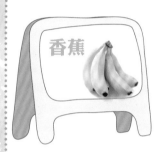

香蕉是钾的极好来源，并含有丰富的叶酸和维生素 B_6，可保证胎宝宝神经管的正常发育，避免无脑、脊柱裂等严重畸形的发生。孕2月，胎宝宝正处于身体器官与脑部发育的时期，多吃香蕉，对胎宝宝的发育十分有利。另外，钾还有降压、保护心脏与血管内皮的作用，这对于孕妈妈也是十分有利的。

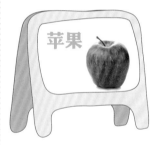

苹果中含有丰富的锌，而锌与人的记忆力关系密切，因此苹果素有"益智果"之美称。锌有利于胎宝宝大脑皮层边缘部海马区的发育，有助于增进胎宝宝后天的记忆力。孕妈妈缺锌会呈现多种与锌有关的异常，如胎宝宝体重下降、发育停滞，中枢神经系统受损等。特别是孕妈妈血锌水平非常低的话，还会出现流产等严重后果。孕妈妈每天吃1个苹果，即可以满足胎宝宝对锌的需求量。

西红柿富含的维生素A原，能在母体内转化为维生素A，促进胎宝宝骨骼生长，有防治佝偻病、眼干燥症、夜盲症的作用。孕妈妈经常食用西红柿，能增加胃液酸度，帮助消化，调整胃肠功能。另外，孕妈妈常吃西红柿，可减少甚至消除因激素变化引起的面部妊娠斑。

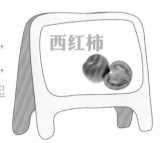

对孕妈妈来说，多吃嫩玉米好处很多，因为嫩玉米中丰富的维生素E有助于安胎，可用来防治习惯性流产、胎宝宝发育不良等。另外，嫩玉米中所含的维生素 B_1 能增进孕妈妈食欲，促进胎宝宝发育，提高神经系统的功能。嫩玉米中还含有丰富的膳食纤维，能加速致癌物质和其他毒物的排出，缓解孕妈妈的便秘。

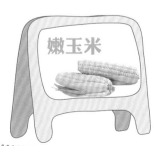

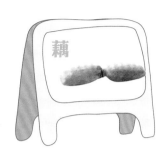

藕具有养阴润燥、益血滋阴的功效，对孕妈妈的身体有很好的调理作用。藕中还含有大量的膳食纤维，可以促进肠胃的蠕动，防治孕期便秘。对于食欲欠佳的孕妈妈来说，藕还是增强食欲的最佳食物。怀孕的时候，孕妈妈一般都要忌吃凉性的食物，但唯独莲藕例外，因为食用时，只要用热水煮一下，它就会由凉性变为温性，非常适宜孕妈妈补益身体。

另外，藕节也是一味良药，有健脾开胃、养血、止血的作用，孕妈妈食用后还能改善气色，养血的同时还可以帮助滋养胎宝宝。所以，烹饪藕肴时不要将其丢掉，可以同藕段一起做出美味的佳肴。

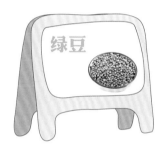

绿豆中赖氨酸的含量高于其他食物。赖氨酸是一种人体必需的氨基酸，是合成蛋白质的重要物质，可以提高蛋白质的吸收和利用率，从而增进食欲和促进消化。绿豆还富含碳水化合物、脂肪、蛋白质、多种维生素及锌、钙等矿物质，对胎宝宝都十分有利，孕妈妈可适量食用。

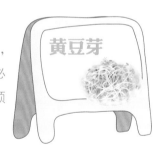

胎宝宝的生长发育离不开蛋白质，它是胎宝宝细胞分化、器官形成的最基本物质，对胎宝宝而言，蛋白质就像建造一座坚实大厦的基础一样。黄豆芽中富含胎宝宝所必需的蛋白质，还可在孕妈妈体内进行储备，以供应分娩时的消耗及产后泌乳，同时可预防产后出血、便秘，提高母乳质量，所以黄豆芽是孕妈妈和新妈妈理想的蔬菜之一。

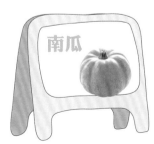

南瓜的营养极为丰富，含丰富的膳食纤维、多种维生素和矿物质。孕妈妈食用南瓜，不仅能促进胎宝宝的脑部发育，增强其活力，还可防治妊娠水肿、妊娠高血压等孕期并发症，促进血凝及预防产后出血。

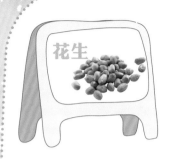

花生富含蛋白质，对胎宝宝大脑发育十分有益。孕2月，胎宝宝大脑的发育正处于一个关键期，大脑细胞迅速增殖分化，体积增大。孕妈妈在此时可以多吃花生，有利于胎宝宝的大脑发育。另外，花生具有醒脾开胃、理气补血、润肺利水和健脑抗衰等功效，常吃花生对孕妈妈自身也有好处。

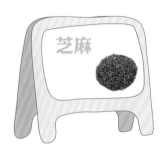

孕妈妈从怀孕开始，就应该多吃一些芝麻。芝麻富含的钙、磷、铁，可以促进胎宝宝大脑发育，有效预防胎宝宝发育异常。另外，芝麻有补血、补肝、益肾、润肠、通乳、养发等功效，经常食用，对孕妈妈自身也有很好的调节和保健作用。

鱼肉富含蛋白质、维生素以及氨基酸、卵磷脂、钾、钙、锌等营养物质，这些是胎宝宝发育的必需物质，尤其是对神经系统的发育十分有益。另外，鱼肉还富含较多的不饱和脂肪酸——二十碳五烯酸，二十碳五烯酸便于孕妈妈将充足的营养物质输送给胎宝宝，促进胎宝宝的发育，还能有效预防妊娠高血压综合征的发生。因此，孕妈妈至少要保证1周吃1次鱼。

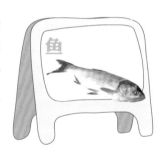

益生菌是有益于孕妈妈身体健康的肠道细菌群，而低脂酸奶的特点就是含有丰富的益生菌。在酸奶的制作过程中，发酵能使奶质中的糖、蛋白质、脂肪被分解成为小分子，孕妈妈妈饮用后，各种营养素的吸收率会比较高。

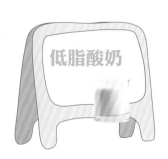

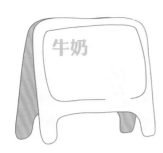

在整个孕期，孕妈妈约需要储存钙 50 克，其中供给胎宝宝 30 克。孕妈妈通过脐带向胎宝宝传输钙物质，就能促进胎宝宝骨骼发育。如果母体钙摄入不足，胎宝宝就会从母体的骨骼、牙齿中摄取钙质，以满足生长的需要，这样易使母体血钙降低，发生小腿抽筋或手足抽搐。孕妈妈每天喝 500 毫升的牛奶，就能保证钙等矿物质的摄入。

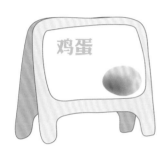

鸡蛋所含的营养成分全面而均衡，尤其是蛋黄中的胆碱被称为"记忆素"，对于胎宝宝的大脑发育非常有益，还能使孕妈妈保持良好的记忆力。所以，鸡蛋也是孕妈妈的理想食物。除此之外，鸡蛋中的优质蛋白可以储存于孕妈妈体内，有助于产后提高母乳质量。不过，需要提醒孕妈妈的是，多吃鸡蛋虽然有益于孕妈妈和胎宝宝的健康，但不是多多益善，每天吃一两个为宜，以免食用过多增加肝肾负担。

葵花子富含维生素 E，而维生素 E 能够促进脑垂体前叶促性腺分泌细胞的功能，增强卵巢机能，使卵泡数量增多，黄体细胞增大，增强黄体酮的作用，还能促进精子的生成及增强其活力。如果孕妈妈缺乏维生素 E，容易引起胎动不安或流产后不容易再孕。孕期吃点葵花子，既可满足自己所需，又有助于安胎，降低流产的危险性。

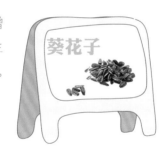

蒜有较强的杀菌作用，孕妈妈常吃可以预防感冒的发生。感冒是孕妈妈需要防控的重要疾病之一，因为患感冒时，致病菌有可能随血液侵入胎盘，给胎宝宝的健康带来危害。而在饮食中适量添加一些蒜，有助于孕妈妈抵抗外来病菌的侵袭，预防感冒。因此，孕妈妈不要拒绝吃蒜，可每天取两个瓣蒜，捣成蒜泥，在三餐时佐餐食用，但切记不可过量食用。

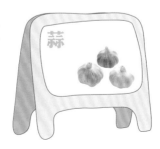

图书在版编目 (CIP) 数据

完美孕前准备 / 汉竹编著 . -- 南京：江苏凤凰科学技术出版社，
2015.10
（汉竹·亲亲乐读系列）
ISBN 978-7-5537-5314-0

Ⅰ . ①完… Ⅱ . ①汉… Ⅲ . ①优生优育－基本知识Ⅳ . ① R169.1

中国版本图书馆 CIP 数据核字 (2015) 第216896号

凤凰汉竹

中国健康生活图书实力品牌

完美孕前准备

编　　　著	汉 竹	
责 任 编 辑	刘玉锋　张晓凤	
特 邀 编 辑	马立改　张　瑜　张　欢	
责 任 校 对	郝慧华	
责 任 监 制	曹叶平　方　晨	

出 版 发 行	凤凰出版传媒股份有限公司
	江苏凤凰科学技术出版社
出版社地址	南京市湖南路1号A楼，邮编：210009
出版社网址	http://www.pspress.cn
经　　　销	凤凰出版传媒股份有限公司
印　　　刷	南京精艺印刷有限公司

开　　　本	715mm×868mm　1/12
印　　　张	15
字　　　数	150千字
版　　　次	2015年10月第1版
印　　　次	2015年10月第1次印刷

标 准 书 号	ISBN 978-7-5537-5314-0
定　　　价	39.80元

图书如有印装质量问题，可向我社出版科调换。